零基础学伤寒

——"张仲景医学进万家"课堂讲稿

朱小宇 著

图书在版编目（CIP）数据

零基础学伤寒／朱小宇著 .— 北京：学苑出版社，
2024.1（2024.6 重印）
ISBN 978-7-5077-6849-7

Ⅰ . ①零… Ⅱ . ①朱… Ⅲ . ①《伤寒论》Ⅳ . ① R222.2

中国国家版本馆 CIP 数据核字（2024）第 037390 号

责任编辑： 付国英
出版发行： 学苑出版社
社　　址： 北京市丰台区南方庄 2 号院 1 号楼
邮政编码： 100079
网　　址： www.book001.com
电子邮箱： xueyuanpress@163.com
联系电话： 010-67601101（营销部）　010-67603091（总编室）
印 刷 厂： 廊坊市都印印刷有限公司
开本尺寸： 890 mm × 1240 mm　1/32
印　　张： 6.25
字　　数： 138 千字
版　　次： 2024 年 1 月第 1 版
印　　次： 2024 年 6 月第 2 次印刷
定　　价： 48.00 元

一

在很多人心中，中医只能调理调理身体，治治慢性病；甚至有一些人认为，中医是没有经过实证的"伪科学"。他们并不知道，以张仲景为代表的一批又一批的医家，在历史的长河中一直在与疾病尤其是现在仍频发的瘟疫作斗争，并且取得了辉煌的成绩，由此形成了中医史上一门极其重要的医学。他们更不知道，这门医学，在一千八百年多前的东汉末年就已经成熟。这门医学，不是来自于空想，不是来自于玄谈，而是张仲景在与东汉末年的瘟疫等疾病作斗争的过程中结合无数前人的经验总结出来的。由于其代表著作是《伤寒杂病论》，故把这门医学叫伤寒医学（或称伤寒学派），又因《伤寒杂病论》里的方子被后人称作"经方"，所以也把它叫作经方医学（在日本又叫汉方医学、古方医学）。由于很多人对这些概念并不清楚，甚至不知道《伤寒杂病论》这本书，为了方便零基础的朋友理解，我直接称之为张仲景医学。

在遭遇突发疾病时，让中医发挥主力军作用，是非常重要的。但更重要的，是要让张仲景医学进入千万家，让家家都有一个懂张仲景医学的人。这样，在遇到疾病时，家家都能运用张仲景医学进行自救。哪怕不能直接运用，但至少通过对张仲景医学的学习，能够树立起对中医的正知正见，能够辨别出哪些是真正的中医，哪些是伪中医，从而不被伪中医所误。这就是古人所说的"为人父母者不知医，谓不慈；为人子女者不知医，谓不孝"。

于是，从 2020 年 1 月底开始，我作为主讲人，开办了"张仲景医学进万家课堂"网络公益培训班。课堂通过微信语音方式，针对零基础的大众，以通俗易懂的方式讲解张仲景《伤寒杂病论》知识。至今已经开办了五个普通班（共十三节课）和一个专题班（两节课），培训班总人数约二千人。显然，这离"进万家"的目标还差很远。故将上述十五节课的讲稿整理成书，以期能让更多的读者了解接触，更快地实现"张仲景医学进万家"的目标。

二

读这个讲稿需要注意两点：一是背诵。看到要点的时候，一定要背。我在每节课的后面，也将必背要点附上了，读者每看完一课，一定要将必背要点背熟背透，然后才能看下一课。其实背的内容并不多，我大概估算了一下，每节课总共也就是背半小时，背诵任务还不如小学生重。背诵量虽少，但你若不背的话，后面一定会越学越难，很容易就半途而废。能坚持背诵的话，后面会越学越轻松，越学越有感觉。学中医就是这样，第一年是最难的，把第一年的基础打扎实了，后面就可以一日千里。如果最开始的基础不打扎实，学多少年都是入不了门的。二是把疑问先放下。学医之初一定会有很多疑问的。不要着急，当我们真正把《伤寒杂病论》看完了、看熟了，会发现很多问题其实都不是问题。很多问题之所以产生，就是因为还没有学好、没有背好、没有掌握好。所以，理解不了没关系，理解不了就把它背下来，加以实践运用，慢慢地就理解了。

我发现前面几个班有两个有趣的现象：一是一些"聪明人"反而不如一些"笨人"学得好；二是一些有基础的人反而不如一些无基础的人学得好。这种现象看似奇怪，其实道理很简单："聪明人"虽然知识渊博，看似什么都懂，但只愿意关注大道理，对具体的知识点却不愿意去啃去背，总是想取巧、想偷懒；"笨人"虽然悟性差一些，但他愿意静下心来背诵，慢慢地，他的知识点就连成片了，假以时日，加以运用，自然融会贯通。一些"有基础的人"，可能已经学习中医很多年，但他的基础是非常薄弱的，每次学习只愿意停留于表层，一学到硬骨头就不愿意啃了，就停下来了，并形成了一种心理惯性和惰性，但是他对自己以往那些表层的知识又往往非常执着，甚至有不少偏知偏见，于是很难再装下其他东西；而"没基础的人"知道自己的基础为零，所以愿意啃、愿意背，反而很快就超过了"有基础的人"。

其实，聪明不是罪，有基础更不是罪。关键是要将自己的聪明归零，把自己以往的所谓基础归零，老老实实地把每一个知识点啃下来。这样才是真正的聪明，这样我们以往的基础才不至于变成障碍。当然，真正有基础的人是不用学这个课程的，真正有基础的人直接学习《伤寒杂病论》就行了，没必要把时间浪费在这个课程上。

三

本书的核心是六经辨证和方证对应。六经包括太阳、阳明、少阳、太阴、少阴、厥阴。但重点是讲太阳、阳明、少阳、太阴、少阴，厥阴只在框架部分一笔带过。因为厥阴非常不好理解，民国名医陆渊雷就说厥阴篇是个千古疑案。我也看了古今很多医家的注解，目前还没有哪个医家的注解让我感到完全满意，总是觉得没有完全讲通。这种情况下，只对厥阴病作简单的介绍，不展开讲，反而更好。因为本书的读者基本都是零基础，若把厥阴展开讲，大家容易陷入混乱。等到大家都有基础了，再来学厥阴，就好理解一些了。所以，本书对厥阴病只作简单介绍，不展开讲，特此说明。

四

本书是为了方便零基础的读者尽快入门，所以没讲那么复杂，一些问题作了简单化处理。这样一处理，自然是通俗易懂了，但其实有些讲法是有问题的。大家学深入之后，一定会发现本书所讲内容存在各种各样的瑕疵。所以，读者千万注意要以《伤寒杂病论》原文和临床实践为标准。船是用来过河的，过了河就要把船放一边，不要背着船走路。本书只是方便大家入门的，入门了就要把它放下，除了书里直接引用的《伤寒杂病论》原文，其他内容通通放下，不要当个宝舍不得丢。要是抱着这本书不放，把它当成标准，就有可能要被误导。大家在后续学医的道路上亦是如此。古人说："我眼本明，因师故瞎。"大家以后读的书会越来越多，遇到的老师也会越来越多。不论是书籍，还是遇到的老师，对我们帮助都会非常大，但注意一定要以《伤寒杂病论》原文和临床实践为标准，保持自己的主见，不要被误导。

五

"张仲景医学进万家课堂"，我会继续开下去，而且会一直保持它的公益性质。想入班学习的朋友，可以加我的微信wdsfzzj，申请入班。

其实张仲景医学不仅需要进入千千万万的普通家庭，更需要中医人士的充分关注。很多中医人，对张仲景医学相当陌生，甚至行医一辈子，从来没开过张仲景的方，更不知道如何运用六经辨证。张仲景医学当然不能代表中医的全部，但它一定是中医里举足轻重的一部分，特别是在治疗瘟疫方面具有不可替代的优势。这个时代，不仅应当是中医复兴的时代，也应当是张仲景医学复兴的时代，是张仲景医学重新成为主流医学的时代。

同时，张仲景医学还需要得到更多西医人士的了解。举个例子，日本的汤本求真（1876～1941），他本来是西医，后来女儿得了痢疾去世，身为西医的他却无能为力，于是他改学中医，且学成了日本汉方医学的一代宗师。当时汉方医学在日本几乎快灭绝了，但是汤本求真把汉方医学在日本复活了。汤本求真之后，日本的汉方医学非常兴盛。我身边也有一些西医出身改学中医的朋友，学得非常好。在这个中医复兴的时代，中医不应当再是被西医改造的对象，而应当是西医的学习对象。

六

我有一个梦想：

我梦想有一天，张仲景医学真正进入了千千万万的家庭，无数家庭不再因疾病而焦虑、流泪。

我梦想有一天，张仲景医学真正成为了中医界的主流医学，无数中医人共同让这一古老而始终充满新鲜血液的医学发出它耀眼的光芒。

我梦想有一天，张仲景医学在西医界中被清醒认识、尊重和学习，真正成为世界医学。

我梦想有一天，人人皆知张仲景，家家皆用伤寒论，中医用之，西医用之，民众百姓亦用之，不论遭遇任何突发疾病，都不会对人民健康、社会秩序和国家经济造成威胁。

我梦想有一天，健康问题不再是人民和国家的负担，通过张仲景医学的普及，治疗疾病的经济成本急剧下降，家庭不再因病致贫，国家将节省下的大量医疗资金投入到社会经济文化发展之中。

这就是我的中医梦！

朱小宇

2023年8月15日晚

目　录

张仲景医学的优越性

大家好！今天大家能到这里一起学习，应当说是各种机缘共同作用的结果。除了个别几个人是我专门邀请的，绝大多数都是自己进群或朋友邀请进群。这应当说是一个好的开始，意味着我们来这里，不是被迫学习，而是我们自己想学习。虽然好开头不等于好结果，但我相信它一定会朝着好结果的方向发展。群里大多数是零基础的朋友，当然也有少数是有中医功底的，甚至还有中医高手，对此我们都热烈欢迎。但是我讲课只针对零基础的朋友，我也只能教基础班，教提升班我还没这个能力，我自己都还在提升中。按理说可能轮不到我来讲课，我算哪根葱，是吧？但是考虑到两个情况，一是高水平的老师不一定愿意来讲这个课，二是高水平的老师虽然愿意讲课但大家跟他不一定有这个机缘。而我呢，虽然水平一般般，但是一来有这个发心，二来也正好跟大家有这个机缘，所以大家就姑且听一听我是如何讲的。讲得不好，不想听了，随时可以退群。觉得讲得还过得去，我建议就坚持听下去，同时课后的背诵要点要花时间背下来。

其实课后的背诵比我讲课还重要，讲了不背，很快就忘记了，后面就没法跟上课堂的节奏，就掉队了。所以我希望我们共同来完成这个课程，我负责讲，你们负责背。初学者不必有太多疑问，同学之间也不建议作过多交流。大家真正入门之后，可以探讨，可以交流，也可以批评和补正，但是在入门之前，至少在这个课程结束之前，最好不要影响其他同学的学习，更不要动摇其他同学的信心，也不要在群里闲聊，我们现在是要求群内全程禁言，不发言，不回复，不点赞，也不要发表情，当然更不要发红包。总之，把课听好、把背诵要点背好，就行了。中医不怕难理解，就怕不肯背诵。理解不了没关系，理解不了就背下来，慢慢地自然就理解了。

好了，不多说了。我们开始讲第一讲《张仲景医学的优越性》。张仲景医学优越在哪？优越在三方面：

第一，张仲景医学优越在它是对人体正常机能的模仿和顺应。我们说谁是最高明的医生？最高明的医生不是别人，就是我们人体的正常机能。人体的正常机能是最高明的医生，而张仲景医学只不过是对人体正常机能的模仿和顺应。人体一定是有这个机能保护我们自己的，如果没有这个机能，人类早就灭绝了，甚至根本就不会诞生。那么这个机能体现在哪些方面，我们来举例说明。我们人体的表层，是有一股能量对我们的体表进行防卫的。如果出现了气温变化，它会尽可能让我们适应这种变化。如果遇到了寒冷的空气，它会自动进行抵御。如果抵御不过来，着凉了，那么我们就会怕冷，这时都不用别人叫我们，自己就会加衣服。如果着凉比较轻微，或者着凉的人身体特别好，他加衣服后可能突然就出汗了，或者虽然没出汗，但是他自己暖和了，然后就好了。我说的是轻微的情况。这其实就是体表受凉之后，人体自动把能量往体表输送，或者说把能量往体表发散，那么他就好了。所以，当人体体表受寒时，它的能量一定是自动地想往外发散。只不过，可能是受寒太严重了，或者是这个人的能量有点弱，它的能量发散不出来，或者说发散出来了但力量不够。那么张仲景医学对这种病，就是模仿我们正常的机能，通过药方设定一个"电脑软件"，把这个"软件"植入人体这部"大电脑"，然后我们的能量就往外发散。所以对那些体表受了寒，想发散又发散不了的病人，张仲景就用药物帮他发散，然后病也就好了。所以张仲景医学一定是顺应人体的机能，而不是倒着来。

再举个例子，人的正常肠胃是通畅的，有什么吸收不了，肯定是要拉出来的。这是人的正常机能，没这个机能的话，人类早就憋死了。就是因为人体的机能太高明，它的高明超过了世界上任何医生，也超过了世界上任何科学家，所以人类能在地球上繁衍百万年。但是当人的肠胃出了问题，比如说肚子里面大便干燥结了块，拉不下来。那怎么办？那我们就要模仿人体的正常机能。它的正常机能一定是想把它拉下来，只不过它病了，现在没这个能力拉下来。那我们就用药物帮它拉下来，顺应它的这种机能。同样道理，有的是人体想吐出来，但是它没这个能力了，那么我们就用药物帮它吐出来。我们不能反着来，比如说人体机能是想把它吐出来，结果我们却用泻药，往下拉。虽然说地球是圆的，往哪个方向都能到。但是人体是个活物，它的能量是有限的，能量用完了生命也就终结了。人家人体机能想吐，你却去泻，人体哪经得起你这番折腾。所以我们要尽可能少折腾，在生病的情况下尽可能少消耗人体有限的能量。那么应当如何做？就是我们的所有用药，都要顺应人体的正常机能。

再举个例子，在天热的时候，有的人喜欢喝冰饮料，这其实是很不好的习惯。这些冰冷的东西喝下去后，他们会感到短暂的凉快，有的甚至打冷战。这是为什么？因为脾胃受到了寒冷的侵犯，但是它必须要维持正常的热量，所以人体会调动全身的能量去支援脾胃，这是自救机能。体表的能量往脾胃走，体表当然感到凉快。所以当脾胃受寒时，人体的正常机能一定会想方法把热量往脾胃输送，让它温起来。有些人吃了寒凉拉肚子，过几天就好了，为什么能好？就是因为人体自己调整全身的能量在温脾胃，温过来了，它就好了。那么我们治疗这种病，就是要模仿这种机能，我们用温药，比如干姜之类的，用来温脾胃。而不能相反，再搞些寒凉的药进去。

什么是张仲景医学？张仲景医学就是模仿和顺应人体的正常机能。什么是庸医医学？庸医医学就是不顺应人体的正常机能，甚至跟人体的正常机能对着干，帮倒忙。比如说，人体体表受寒了，这个时候人体是想输送部分能量往外发散的。结果你不帮它发散也罢，你反而用寒凉的东西让能量往回收，你寒凉的药物一进入胃里，胃里受寒，它就没法把能量从里往外发散了，甚至要回收。那你不是在跟人体的正常机能对着干吗？所以不要看到发烧就清热，看到发烧就打抗生素，抗生素是很寒凉的。如果人体正打算把能量往外发散，你却用抗生素或寒凉的中药材帮倒忙，那你不是庸医是什么？但有些帮倒忙大家发现不了，还以为你真帮了忙，因为有可能你用了抗生素就真的退烧了。但是别高兴，只是人体不抵抗了而已。人为什么发烧？除了虚阳外越的发烧，以及完全内热的发烧以外（什么是虚阳外越，以后再讲），其他发烧都是正邪相争，两军交战，所以发烧。因此退烧有两种方法：一种是打死敌军，战争结束，自然不烧了；一种是打死我军，没有抵抗了，也自然就不烧了。张仲景是采取前一种方法，因势利导，顺应人体正常机能，顺势而为，帮助我军打败敌军，因而退烧。庸医则是逆势而为，一见发烧就用抗生素或所谓清热解毒的药方强行压制扑灭我军，表面是退烧了，其实是我军溃败了，没有抵抗自然就不烧了，敌军深入腹地，这就好比波浪在水面上波涛汹涌，但是暗流在深处则难以察觉。然而也有些用了抗生素或寒凉药也退不了烧，或者虽然退了烧，但是很快又重新烧起来，反反复复。这种情况应当恭喜你，你的人体机能还在顽强地负荷运作，它在你帮倒忙的情况下，还没有被你完全打倒，所以它就还是烧，或者歇一会儿再烧。假如它会说话，它一定说，求求你了，别再帮倒忙了！

当然我不是说抗生素就一律不能用，有些情况也可以用，就是那些真正有热的人，比如以前在战场上，很多战士受伤之后感染了，这里不少是热证，你用抗生素就确实能救很多战士的命。但是你得对证，不能说一有炎症就用抗生素。比如一个人脾胃寒，拉肚子，他的肠胃有炎症。但你如果用抗生素就是帮倒忙，因为人体机能是求你帮它温，温回来就好了。但是你却仅仅因为有炎症，你就用抗生素，美其名曰：消炎。你却没有认识到这抗生素有多寒，没认识到你在帮倒忙。当然有些也确实慢慢地就不拉了，但你不知道它其实是伤害了你的报警系统。我们脾胃受寒了，拉肚子是正常的报警反应，你不去温它，反而用寒凉的抗生素去强行让它适应。是的，它慢慢适应了这么寒凉的内环境，但其实不是它适应了，而是报警系统出问题了，它确实可能不拉肚子，但它在你体内留下了更深的病根。总有一天，这些病根会共同把你彻底击垮。在这里，我不对其他医学做任何评价。我只想说，任何不顺应人体正常机能的医学都是庸医医学。所以请大家现在在心里默默记下我这句话：人体的正常机能是世界上最高明的医生，而张仲景医学只不过是模仿和顺应人体的正常机能。大家在心里默默记一遍。

那么张仲景医学的第二个优越之处就是它把人体分成了相对独立又互相联系的六个部分，并根据这六个部分确立了六经辨证的框架。哪六个部分、哪六经，等下再说。

张仲景医学的第三个优越之处，就在于它是根据具体病人的当下具体脉证，在六经辨证的框架内进行具体辨证，进而给出具体的药方。注意，张仲景《伤寒论》113个方，没有通用方。不要认为哪个方能通用。同样是感冒，同样是腹泻，不同的病人、不同的体质，用不同的药方。同一个病人，在不同阶段，用的也可能是不同的药方。所以记住，张仲景医学的辨证一定是针对具体的病人，具体的时间段（主要是当下）的脉证进行辨证的，没有通用方。任何没有经过辨证就事先拟定药方，都不是张仲景医学。是不是庸医医学我就不想说它了，你想一想，它连辨证都辨不对，或者碰运气瞎猜，你认为它顺应人体正常机能的概率有多大？我认为帮倒忙的概率可能会大于帮忙的概率。

好了，大家在心里默默地记一遍，张仲景医学的优势性就在于三方面：一是它顺应了人体的正常机能，二是确立了六经辨证的框架，三是在六经辨证的框架内搞具体辨证。

以上就是我们今天课的主要内容。下一节课，我们讲六经辨证的基本框架。但是在讲六经辨证之前，我必须要让大家知道是哪六经。这也是要求大家提前背诵的。有的同学可能会说，你都还没讲，我都还不理解，干吗要让我背。具体的我下节课讲，但是基本点你得先背。就比如学开车，教练会教你打方向盘、教你踩油门，放手刹。但是你首先得知道方向盘在哪里，油门在哪里，手刹在哪里。我也是这样，在教六经辨证之前，你先把方向盘在哪里、油门在哪里、手刹在哪里，先把它记住了。

六经，就是太阳、阳明、少阳、太阴、少阴、厥阴。大家在心里默默记三遍。太阳、阳明、少阳、太阴、少阴、厥阴。张仲景没有说经，他只说太阳病、阳明病、少阳病、太阴病、厥阴病。因此有观点认为张仲景都没说是经络，所以不是六经辨证，而应当叫六纲辨证。这种观点也是有道理的。但是张仲景之后大多数研究张仲景的医家都是一直叫它六经辨证，那么我们继续用六经辨证这个称呼也没多大问题，当然你要说是六纲辨证，我认为也可以。总之，叫什么不重要，重要的是你在这个框架中最终实现具体的脉证对应上具体的药方，也就是方证对应，这才是最重要的。那么六经，我们怎么理解？我在这里不想展开争论，我也建议各位同学先按我的理解来进行理解，以后大家如果有更好的理解那是另一回事。我的理解，就是六经既包括经络，也就是太阳经、阳明经、少阳经、太阴经、少阴经、厥阴经，也包括脏腑，也就是五脏六腑，也可以说是六脏六腑，因为还多了一个心包。这是第一，六经既包括经络，也包括脏腑。第二，六经既是人体的六个部分，也是六个证候群。当然这六个部分是相对独立，也是相互联系的。同样，六个证候群也是相对独立，同时又相互联系的。特别是最后一点很重要，它是六个证候群。我们在实战的时候，就是按照证候群来进行辨证，来开具体的药方。所以说，把握证候群，是关键中的关键。

下面的内容，大家就要背了：

太阳，在表；阳明，在里；少阳，在半表半里。大家在心里记三遍。太阳，在表；阳明，在里；少阳，在半表半里。

三阴（太阴、少阴、厥阴）都在里。大家也记一遍。这个有争议，你先按我的背。三阴（太阴、少阴、厥阴）都在里。

三阳（太阳、阳明、少阳）与三阴（太阴、少阴、厥阴）不在同一个维度。比如说，阳明是在里，太阴也在里，但是它们不是一个维度，再通俗地说，它们不在一个平面。

少阳既在太阳与阳明之间，也在三阳（太阳、阳明以及少阳自身）与三阴（太阴、少阴、厥阴）之间。它既是太阳与阳明的枢轴，也是三阳与三阴的枢轴。由于三阴是太阴排最前面，所以少阳与太阴接壤。大家记三遍。少阳既在太阳与阳明之间，也在三阳（太阳、阳明以及少阳自身）与三阴（太阴、少阴、厥阴）之间。

对于这种排列，也是有争议的，大家先按我的理解背诵，将来你有别的理解再说。按我的理解来，你就能很好地理解我后面讲的内容，你背后面的内容也就更容易。我们的最终目的，就是要实现脉证与方药的对应，也就是方证对应。如果你按别的排列也达到了方证对应，也完全可以，临床效果都一样。但我建议各位同学先按我的理解来。这个很重要，大家一定要背。

还有个知识点，就是六经对应的脏腑。

太阳经，对应膀胱、小肠。即：足太阳膀胱经，手太阳小肠经。

阳明经，对应胃、大肠。即：足阳明胃经，手阳明大肠经。

少阳经，对应胆、三焦。即：足少阳胆经，手少阳三焦经。什么是三焦？以后再说。

太阴经，对应脾、肺。即：足太阴脾经，手太阴肺经。

少阴经，对应肾、心。即：足少阴肾经，手少阴心经。

厥阴经，对应肝、心包。即：足厥阴肝经，手厥阴心包经。什么是心包？先不用管，你先记住心包就行了。

好了，今天的课就讲到这里。希望大家课后花半小时，把今天的必背要点背下来。大家一定要背，不背的话，第二节课你就听不懂了。你首先得知道方向盘、油门、手刹在哪里，下节课我才能教你打方向盘、踩油门、拉手刹。下课！

附：第一讲课后必背要点

1. 六经的排列（有争议，先按我的理解背诵）

太阳，在表；阳明，在里；少阳，在半表半里。

三阴（太阴、少阴、厥阴）都在里。

三阳（太阳、阳明、少阳）与三阴（太阴、少阴、厥阴）不在同一个维度。

少阳既在太阳与阳明之间，也在三阳（太阳、阳明以及少阳自身）与三阴（太阴、少阴、厥阴）之间。它既是太阳与阳明的枢轴，也是三阳与三阴的枢轴。由于三阴是太阴排最前面，所以少阳与太阴接壤。

2．六经对应的脏腑

太阳经，对应膀胱、小肠。即：足太阳膀胱经，手太阳小肠经。

阳明经，对应胃、大肠。即：足阳明胃经，手阳明大肠经。

少阳经，对应胆、三焦。即：足少阳胆经，手少阳三焦经。

太阴经，对应脾、肺。即：足太阴脾经，手太阴肺经。

少阴经，对应肾、心。即：足少阴肾经，手少阴心经。

厥阴经，对应肝、心包。即：足厥阴肝经，手厥阴心包经。

六经辨证的基本框架（上）

——太阳病、阳明病、少阳病的主证

大家好！我们今天开始讲第二课。在讲第二节课之前，我们先简要地复习一下上一节课的内容。上一节课，我们主要讲了张仲景医学的优越性体现在三个方面。一是人体的正常机能是世界上最高明的医生，张仲景医学优越就优越在它是对人体正常机能的模仿和顺应。二是张仲景医学确立了六经辨证的基本框架。三是张仲景医学是在六经辨证的基本框架内，针对具体病人具体时间段的具体脉证进行具体辨证，进而给出具体的药方。这是张仲景医学的优越性。另外我们还讲了，要学打方向盘、踩油门、拉手刹，首先得知道方向盘在哪里、油门在哪里、手刹在哪里，于是简单介绍了一下六经。六经包括太阳、阳明、少阳、太阴、少阴、厥阴。而且指出了，六经既包括经络，也包括脏腑；六经既是人体的六个部分，也是六个证候群。其中，太阳，在表；阳明，在里；少阳，在半表半里。太阴、少阴、厥阴这三阴都在里。三阳（太阳、阳明、少阳），与三阴（太阴、少阴、厥阴），不在同一个维度。少阳既在太阳与阳明之间，也在三阳（太阳、阳明以及少阳自身）与三阴（太阴、少阴、厥阴）之间。它既是太阳与阳明的枢轴，也是三阳与三阴的枢轴。由于三阴是太阴排最前面，所以少阳与太阴接壤，当然少阳也肯定与太阳和阳明接壤，这个是不用强调的，因为少阳位于太阳与阳明之间。最后，我们还介绍了，六经对应的脏腑。其中，太阳经，对应膀胱、小肠。即：足太阳膀胱经，手太阳小肠经。阳明经，对应胃、大肠。即：足阳明胃经，手阳明大肠经。少阳经，对应胆、三焦。即：足少阳胆经，手少阳三焦经。太阴经，对应脾、肺。即：足太阴脾经，手太阴肺经。少阴经，对应肾、心。即：足少阴肾经，手少阴心经。厥阴经，对应肝、心包。即：足厥阴肝经，手厥阴心包经。我相信，这些大家都背下来了，如果没背下来，后面的课可能就会很吃力。

那么我们接着讲第二课：六经辨证的基本框架。刚才我们说了，六经既是经络，也是脏腑，既是人体的六个部分，也是六个证候群。那么我是要从六个证候群入手来讲。因为证候群是最关键的，也是临床中最实用的。我也希望你们学完在最短时间内就能基本实战，所以必须从证候群入手。

首先，我们先说最表面的，就是太阳。太阳病的证候群是什么？它就在《伤寒论》里关于太阳病的提纲证描述里，原话是"太阳之为病，脉浮，头项强痛而恶寒"。它的提纲证，就是三个证：一是脉浮；二是头项强痛，这个是读 jiàng，不是读 qiáng；三是恶寒，读 wù，不是读 è，怕冷的意思。大家在心里默记三遍，"太阳之为病，脉浮，头项强痛而恶寒"。

首先什么是脉浮？就是脉浮在表面，你用手轻轻接触就能感觉到脉的跳动。对于脉法，要把整个《伤寒论》学完了，才能系统地讲脉法。这里只简单介绍一下脉浮。我们所有的脉，都是相对于正常脉来说的，都是以正常脉为参照系。正常脉，也叫平脉，平平常常的脉。那么正常脉，是不快不慢，不浮不沉，不大不细的。那么什么是不快不慢，什么是不浮不沉，你要多摸正常人的脉，摸多了你就知道正常人的脉。就沉浮来讲，正常人的脉轻轻接触是摸不到的。你要按一点下去，然后就感觉有脉跳了。这是正常脉。浮脉就是你轻轻接触，就感觉有脉了。沉脉相反，沉脉别说你轻轻接触感觉不到，你就是再按一点下去，都还没有感觉脉跳。你要用力再往里面按，才感觉脉跳，这就是沉。你可以自己摸一下。两个手的脉都要摸，中指在桡骨茎突内侧桡动脉搏动处定"关"，食指在前定"寸"，无名指在后定"尺"，三个手指按到的地方分别叫"寸关尺"。你可以先轻轻接触，并稍用一点点力，然后再轻轻往里面按，按到中间，然后再用力往下按，看看自己是平脉，还是浮脉，还是沉脉。当然你判断不出来也没关系，因为你没有大量地摸正常脉，你不知道正常脉。当你以后知道正常脉了，你就知道浮脉和沉脉了。对于我们现在来讲，你只要知道脉浮是什么意思就行了。脉浮就是比正常脉要浮，轻轻接触就感觉到脉跳。

那么太阳病为什么会脉浮呢？请记住我这句话：一般来说，病在哪里，脉就在哪里。病在表，脉就在浮在表；病在里，脉就沉在里。一般是这样，当然有特殊的。为什么这么说？我们说了，人体的正常机能是世界上最高明的医生。人体哪个部位受到了外敌的侵略，人体就一定想方设法调动自身的能量去那个部位抗击外敌。区别仅仅是人体有这个能力还是没这个能力而已，但是它一定想这么干。那么脉就是人体能量的表现。当人体能量在表抗击外敌时，它的脉就是浮的，当人体能量在里抗击外敌时，它的脉就是沉的。当然也有人体之表有病，但是人体的能量已经没有能力输送出去，因为它里面的能量太弱了，它送不出去，这个时候，它会出现表的证状，我们叫表证，但是它的脉是沉的。它脉沉就说明它里面不足了。我们就不能单纯解表了，还在考虑到里面。这些以后还会详细讲，现在你只要记住，一般情况下，病在哪里，脉就在哪里。好了，那么太阳在哪里，前面我们说了，太阳在表，就是在我们体表的位置。太阳在表，太阳病当然就是体表受到了外敌的侵犯。既然体表受到了外敌的侵犯，那它当然就脉浮了。所以以后，你要是摸到脉浮，就要考虑是否是太阳证。当然脉浮不一定就是太阳证，因为孤证不足以定案。我们定案一定要形成证据链，证据之间要能互相印证。但是，如果脉浮，这就是条线索，你要考虑是否是太阳证。这是太阳病提纲证的第一个主证：脉浮。

太阳病提纲证的第二个主证：头项强痛。项就是颈部，头项强痛就是头和颈部。其实不仅仅是头项强痛，包括肩膀、腰背、关节，全身可能都会痛。但是头项强痛相对来说是更常见。那么太阳病为什么会出现这个痛证呢？因为外敌侵略了我们的体表，它束缚住了我们。而我们人体一定是想调动能量进行抗击。一方面外敌在束缚我们，一方面我们能量要抗击，一打起来，它就要痛。平常说不通则痛。其实不准确。你完全不通了，它也不会痛，因为你都没有能量去抗击，它当然不会痛。通了当然不会痛，完全不通也不会痛，只有半通不通、不通人体自身又想通，双方相互交战，这样才会痛。所以痛，不一定是坏事，它至少说明人体机能还在抵抗。怕的是你的人体机能根本就不抵抗了，那它就不痛了。所以我们治疗一定要顺应人体的正常机能，而不能帮倒忙。这是太阳病的第二个主证，头项强痛，当然我们还可以扩展到身体痛。同样要强调的是，孤证不足以定案，头项强痛以及身体痛不一定就是太阳证，但出现了头项强痛以及身体痛，你就要考虑是否可能是太阳证。

太阳病提纲证的第三个主证：恶寒。什么叫恶寒？恶寒就是怕冷。包括那种很严重的怕冷，比如盖多少被子都冷，也包括一般的怕冷，比如穿正常多的衣服怕冷，再多穿些就不冷了，这也是恶寒。还包括很轻微的怕冷，比如按正常穿衣不冷，但是吹点风就怕冷。这也是恶寒，这种你也可以叫它恶风，就是怕风。那么恶寒、恶风的概念其实是有点混乱的，有的时候，恶寒与恶风是相对而言的，有的时候恶寒又包括了恶风。那么我们在这个提纲证里，恶寒是包括了恶风的。我们也不要管那么多，我们现在只要知道怕冷就行，免得区分多了大家脑子都乱了。我们零基础的同学能简单化处理就简单化处理。我们就说怕冷。那么太阳证为什么会怕冷？因为侵犯我们体表的一般是风、寒或者湿，如果是热、燥、火，很快就往里走或者往半表半里走，就变成阳明证或者少阳证了。这个是我的观点，可能会有别的不同的观点。大家先按我的理解来。以后你有不同的理解再说。因此我在这里不想展开详细论述，一展开大家都晕了。

那么侵犯我们体表的是风、寒、湿，风和寒最常见。这种阴冷的敌人，我们把敌人叫邪气。以后大家听到我说邪气，不是指那些鬼鬼神神的东西，就是指身体的敌人。那么这种阴冷的邪气，束缚了我们的体表，体表就像盖了一床冰做的被子，那我们当然会感到怕冷了。这就是太阳证会出现怕冷的原因。跟前面说的一样，孤证不足以定案，怕冷不一定就是太阳证，但出现了怕冷，你就要考虑是否可能是太阳证。这就第三个主证，恶寒，也就是怕冷。

那么我们一直强调孤证不足以定案，证据与证据之间必须相互印证，必须形成证据链。那么这三个证是不是都得具备才行？也不一定，有的时候，有两个证就能定案了。甚至还有的时候，这三个证只看到了其中一个主证，但我们如果还看到了一些别的证，这些别的证，以后我们讲具体方证的时候会讲，那么你以主证为基础，再用别的证来佐证，也是可以定案的。

好了，这就是太阳证的主证。大家在心中背三遍："太阳之为病，脉浮，头项强痛而恶寒。"一是脉浮，二是头项强痛，三是恶寒。"太阳之为病，脉浮，头项强痛而恶寒。"

大家知道了太阳，我们接着讲阳明。有同学可能会问，太阳在表，少阳在半表半里，阳明在里，为什么不从表到里讲，先讲少阳，再讲阳明，反而先讲阳明？先把这个疑问放下。以后你就明白了。当然不明白也没关系，只要你知道阳明证是什么，少阳证是什么，你就能应用。我们的目的是为了实战。哪个先讲哪个后讲，只是个过程，不是目的。但是我还是要先讲阳明。不做过多解释，解释太多大家就晕了。我们先背，背了再来理解。先背什么？背阳明证的提纲证，我们看看阳明证的主证是什么？《伤寒论》阳明证提纲证的原文是："阳明之为病，胃家实是也。"肠胃的胃，家族的家，虚实的实，胃家实。胃，好理解，就是指胃。那么胃家呢？家，就是家族，就是跟胃属于一个家族都算，那就还包括肠。所以胃家，就是指肠胃，甚至还可以扩张，跟肠胃功能有关的领域，我们都可以叫胃家，都属于这个大家族。我们也知道，阳明经对应的脏腑是胃和大肠，足阳明胃经，手阳明大肠经。那么小肠算不算？你别管那么多，总之，你记住，胃家就是指包括肠胃在内以及与肠胃功能有关的整个大家族。那么"实"是什么意思？它包括两方面，一个方面是它里面已经形成有形的实物了，比如大便结块拉不下来，它已经成实了。另一个方面是，它里面的热量很充实，里面很热了。所以它有两种基本的证，一种是肠胃里面形成了有形的实物；另一种是虽然没有形成有形的实物，但里面的热量太充实，甚至热太多了。而且阳明证出现有形的实物，也跟热有关，里面太热了，水分都消耗了，又热又干燥，大便结块，于是形成有形的实物。因此，我们说阳明里热，不一定里面会有实物；但我们说阳明里实，里面有实物，那就一定同时有里热。所以胃家实，你就记住，阳明病的主证就是里热或者里实。大家在心里记三遍。阳明证提纲证的是："阳明之为病，胃家实是也。"也就是阳明里热或阳明里实。从脏腑来说，就是肠胃里热或肠胃里实。那怎么知道里热或里实呢？或者说里热或里实会具体表现出哪些脉和证呢？别急，这个我们以后再讲。

讲完了阳明病的主证。我们接着讲少阳病的主证。少阳病的提纲证是："少阳之为病，口苦、咽干、目眩也。"大家心里背三遍："口苦、咽干、目眩。"为什么少阳证会出现口苦？因为少阳对应的是胆，足少阳胆经嘛。我们知道胆汁是苦的。所以少阳证容易出现口苦。其实解释有很多种，但我不想讲那么多，我只讲一条，帮助你记住少阳证容易出现口苦就行了。重点是你知道口苦，就有助于你实战。如果你理论很多，解释一套又一套，但临床中你却完全忽视去考察是否有口苦，那你的理论都通通只是废话。所以重点你要记住少阳病有个主证叫口苦。咽干也一样，它也是少阳证的主证。

为了帮助你背诵，我也简单解释一下少阳证为什么容易出现咽干。少阳病的咽干是因为有热，有热所以咽干。但我要强调一下，咽干不一定就是热啊，你不能根据一个孤证就定案，还要结合其他。我们现在讲的是少阳的咽干。少阳的咽干是热导致咽干，那为什么少阳会有热？在太阳的时候不是寒吗？因为风寒在表的时候，它是寒。但是它进入半表半里的时候，它就容易化热。为什么进入半表半里就容易化热？因为在表的寒，假如人体机能抵抗获胜了，病也就好了，也就不存在进入半表半里了。但是，人体在体表抵抗失败，就只能往后退。就像抗日战争，在边界打输了，你就只能往里面撤，依托内地的有利地势继续抵抗。少阳证也一样，太阳打败了，你就只能退到半表半里，如果还不行，你就要再往里面退了，那就是里证了。

我们现在只说半表半里。半表半里的领域是非常宽广的。我们说足少阳是胆经，手少阳是三焦经。三焦的范围是非常广。什么是三焦？你知道是上中下就行了，不用管那么多。就是说少阳依靠这么广的地域进行抵抗，那么抵抗一定会产生热。打仗肯定会有热。那么这里就要多说一句了，少阳里打仗会有热，太阳里打仗会不会有热？太阳打仗有的有热，有的没热，这是第一，有的有热，有的没热。第二，有热的也不一定要清热。为什么？因为太阳在表，往外一发散，就散出去了，所以不一定要清热。所以不要看到发烧就清热。但如果热稍微往里走，它就不是一下就能散出去了，那你在发散的时候就要注意清热。我说的这些都不是空话，临床中都是要以证和脉为依据的。这个以后还会讲，你现在知道这一点就行了。那么我们回到少阳，少阳在半表半里，少阳里打仗是容易出现热的。那么出现热，它就容易出现咽干。但是要注意一点，少阳的热，不是纯热，它是寒热错杂，就是寒也有，热也有。只不过有的是热多些，寒少些，有的是寒多些，热少些。它跟阳明不同，阳明是里纯热。它也跟太阴不同，太阴是里纯寒。大家记住，少阳是寒热错杂。

接下来看目眩。目眩就是眼花，再严重就眩晕。少阳证为什么容易出现目眩？因为少阳在半表半里，依靠宽广的地域抵抗。它之所以会退到半表半里，肯定是能量不足，我们也可以说气血不足。如果能量足气血足，在太阳边界就打赢了，就不存在退守半表半里的问题。另一方面，虽然是退守，但半表半里的地域太宽了，人体可以以空间换时间，就像当年抗日，以空间换时间，少阳就可以打持久战。如果连持久战都打不起，那就直接进入最里面了，那就往太阴走了。现在气血虽然不足，但还有一些，短时间内谁都干不掉谁。那么就会形成拉锯战。拉锯战的结果就是一会你进我退，一会我进你退。这就叫郁结。郁结就像堵车，一会走一会停，它也不是完全停，也不是完全走，一颠一颠的。这种情况你眼睛不花啊，你不眩晕啊。所以容易出现目眩。当然，除了这个解释，还有很多种解释，比如有的说少阳经靠近眼睛，胆火上升到眼睛就目眩。有的说肝开窍于目，而胆与肝互为表里，足少阳是胆经，所以少阳容易出现目眩。这些解释也不是很充分。我觉得我这个解释还更说得通一些。但这些都不重要，重要的是，你要记住，少阳病的第三个主证是目眩。我们在心里默默再记三遍："少阳之为病，口苦、咽干、目眩也。"

但是少阳证，是以柴胡证为主的。也就是说少阳病绝大多数都是用柴胡系列。而柴胡系列又是以小柴胡汤为基本方剂。其他方都是在小柴胡汤的基础上进行变化的。所以我这里有必要把小柴胡汤的主证跟大家讲一下。这个大家也要背下来：往来寒热、胸胁苦满、默默不欲饮食、心烦、喜呕。大家先背三遍。当你看到这五个证时，你就要知道这可能就是柴胡汤的证，简称柴胡证。出现了柴胡证，当然也就是少阳证。所以这五个证，你也可以把它作为少阳病的主证。当然到底是用小柴胡汤还是大柴胡汤，还是别的柴胡剂，你还要结合具体的方证。但是这些证都是少阳证，也都是柴胡证。我们把这五个证，再加上前面的口苦、咽干、目眩，那就是八证，我们简称"柴胡八证"。出现了"柴胡八证"之一，你就要考虑这可能是少阳病。

我们现在简单讲一下后面这五个证。第一是往来寒热。什么叫往来寒热？就是一会怕冷一会怕热，或者一会发热一会又怕冷，都叫往来寒热。为什么会出现往来寒热？因为前面说了，少阳证是拉锯战，一会你进我退，一会我进你退，那当然就一会冷一会热，一会发热，一会又不发热。除了这个解释，还因为少阳位于太阳与阳明之间，太阳证是怕冷啊，阳明是纯热证，少阳在太阳与阳明之间摇摆不定，当然就往来寒热了。还可以解释为，少阳位于三阳与三阴之间，一边挨着阳明，一边挨着太阴。阳明是纯热，太阴是纯寒，少阳作为阴阳的枢轴，当然就往来寒热了。总之，如何解释不重要，重要的是，你要记住，少阳证，或者说柴胡证，容易出现往来寒热。第二个是胸胁苦满，这个是因为少阳的战场太广、战线太长了，它要依托整个胸腹、胁肋进行抵抗，我们再看下足少阳经，它的经络也是沿着胸胁的路线走，所以容易出现胸胁苦满。第三个是默默不欲饮食，是因为它影响到了脾胃，阳明和太阴都跟少阳接壤，阳明是胃，太阴是脾。所以它容易影响到阳明或者太阴。默默是为何？因为郁结，整个少阳经都在堵车，堵得你没心情，心情被郁住了，这就是默默不欲饮食。第四，心烦。心烦一是郁结，二是有热在胸，所以心烦，这个好理解。第五，喜呕，就是容易呕吐。这个也好理解，少阳经的郁结、壅堵已经压迫了阳明经或者太阴经，阳明是胃，太阴是脾，所以容易呕吐。总之怎么理解不重要，重要的是你要记住少阳病的柴胡八证，大家再背三遍：口苦、咽干、目眩、往来寒热、胸胁苦满、默默不欲饮食、心烦、喜呕。

好了，今天我们把张仲景六经辨证的基本框架讲完了一半，太阳、阳明、少阳。下一节课，我们讲基本框架的下一半：太阴、少阴、厥阴。大家课后一定要至少花半小时，把必背要点背熟。要反复背，一说太阳，你立马就想到脉浮、头项强痛、恶寒。反过来。一看到脉浮、头项强痛、恶寒中的一个证或多个证，你就能立即往太阳方面想。阳明、少阳也是同理。好，下课！

附：第二讲课后必背要点

1．"太阳之为病，脉浮，头项强痛而恶寒。"

2．"阳明之为病，胃家实是也。"

3．阳明证可分为：阳明里热、阳明里实。

4．"少阳之为病，口苦、咽干、目眩也。"

5．柴胡八证（少阳八证）：口苦、咽干、目眩、往来寒热、胸胁苦满、默默不欲饮食、心烦、喜呕。

六经辨证的基本框架（下）

——太阴病、少阴病、厥阴病的主证

大家好！我们今天开始讲第三课。在讲第三节课之前，我们先简要地复习一下上一节课的内容。上一节课，我们主要讲了六经辨证的上半部分，也就是太阳、阳明、少阳。其中太阳病的提纲主证是：太阳之为病，脉浮、头项强痛而恶寒。阳明病的提纲主证是：阳明之为病，胃家实是也。那么阳明证我们可以把它分为阳明里热和阳明里实。少阳病的提纲主证是：少阳之为病，口苦、咽干、目眩也。我们还归纳了柴胡八证，也可以说是少阳八证，就是：口苦、咽干、目眩、往来寒热、胸胁苦满、默默不欲饮食、心烦、喜呕。我希望大家都已经背下来了，如果没有背下来，后面内容一多，可能会越听越乱。

现在我们接着讲第三课，就是六经辨证基本框架的下半部分内容，也就是太阴、少阴、厥阴。前面我们说了，太阴、少阴、厥阴这三阴都在里。当然有医家认为少阴是在表。所谓少阴在表，那是少阴与太阳同病，就是两方面都出问题了，那会出现表证，那是另一回事。但我们现在是说单纯的少阴病。我们必须先把基本的模型设定清楚，才能谈之后的互相联系和互相作用。你如果连静态都没搞明白，就想搞动态，那一定会陷入混乱。好了，这个我们不多说了，总之你先记住，太阴、少阴、厥阴都在里。那么前面还说了，阳明也在里，现在又说三阴也在里，怎么理解？注意，三阳和三阴不在一个维度上，也就是说阳明和太阴、少阴、厥阴不在一个平面中。你如果能这样理解，就好理解少阳。有人可能会认为，你既然说少阳在太阳和阳明之间，为什么又说少阳在阳明和太阴之间？既然说少阳是太阳和阳明的枢轴，为什么又说少阳是三阳和三阴的枢轴？因为三阳和三阴不在一个维度中，所以不矛盾。好了，不多说了，越说大家可能越乱，我们现在只要知道太阴、少阴、厥阴都在里，就行了。

我们首先来看太阴。太阴病的主证是什么？我们来看《伤寒论》的原文："太阴之为病，腹满而吐，食不下，自利益甚，时腹自痛。若下之，必胸下结鞭。"我们先来背三遍："太阴之为病，腹满而吐，食不下，自利益甚，时腹自痛。若下之，必胸下结鞭。"

好了，大家看到这个条文有点长，可能有点晕。没关系，我来讲下太阴病的本质大家就不会晕了。太阴病的本质就是脾寒（脾是脾胃的脾）。当然你说脾胃寒也没问题，因为脾与胃是相表里。而且很多时候我们都是脾胃脾胃连起来说的。那么脾是什么？脾就是我们人体的"灶"。我们煮饭就靠灶来做。如果灶里没火了，或者火太小了，这饭肯定很难煮熟。同样的，我们的脾胃要是寒，肯定也要出问题。首先是出什么问题？首先是你脾寒了，肯定就要湿。水气它运化不了，它肯定就要湿。湿的本质是什么？就是一堆水不能正常蒸发，说通俗点叫蒸发，准确地说叫运化，水不能运化。我们都说水是生命之源，但是水能载舟，也能覆舟。水在人体内能运化、能吸收，它就是好东西；如果水在人体内不能运化、不能吸收，那它就是废水，反而成了负担，反而成了我们的敌人。所以那些没事使劲喝水的人注意了，并不是喝水越多越好。那么脾寒导致水运化不了，它就会停留在我们的腹部，就会出现腹满、腹胀的证状。

太阴病的腹满腹胀跟阳明病的腹胀不一样。我们前面讲了，阳明证是胃家实，有阳明里热和阳明里实。阳明里实就是肠胃里有了实物，拉不下来，那它会腹胀。那个腹胀，你用手去按，会更难受，它是个实证。太阴病的这个腹满腹胀，一般来说是虚证，你按它一般不会导致难受加剧，当然有例外，例外的以后再说。那么阳明的腹胀，是有形的实物。太阴的腹满腹胀，是无形的废水，我们把这废水叫水饮，饮料的饮。以后我说水饮，你就要知道这是人体内的废水了。这是腹满。接着讲吐。为什么会吐？因为脾太寒了，灶中没火啊，里面的食物都消化不了，消化不了总得有个方式排出去，那就容易吐。还有一个原因，是因为腹部占满了水饮，这么多水饮消化不了，你说它是不是容易吐。可能又有同学要问了，少阳病里面，柴胡八证里也有吐，心烦喜呕。那么这两种吐有什么区别？少阳的吐，是因为少阳位于阳明和太阴之间，阳明是胃，太阴是脾，少阳郁结压迫阳明和太阴，因此容易呕吐，它以少阳为主要原因，以阳明或太阴为次要原因。太阴的吐，则以太阴为主要原因甚至完全是太阴的原因。

　　这是腹满而吐。我们接着看"食不下"。食不下好理解，灶中没火，消化不了，当然就食不下。"自利益甚"，就是腹泻。为什么腹泻？因为灶中没火，消化不了，也吸收不了，当然就要拉出来。"时腹自痛"，就是腹痛。因为脾胃太寒，热胀冷缩，寒的话就要收引，收的话就容易痛，这是第一。第二，脾胃里寒，这是寒邪，寒邪当然是我们人体的敌人。脾胃里有敌人，我们人体肯定要调动能量去跟它抗争。这是人体正常的机能。那么人体的能量跟脾胃里的敌人打仗，就容易出现腹痛。所以腹痛不一定是坏事，它至少说明你的人体机能还在抗争。怕的是病没解决，却不腹痛了，说明你的人体机能已经丧失了抗争的能力，也丧失了报警的能力。这是时腹自痛。

　　我们再看"若下之，必胸下结鞕"。"鞕"念"yìng"，不是念"biān"，跟"硬"通用。胸下结鞕，就是胸下硬满。"若下之"，就是假如你用泻下的方法。上节课我们讲了，只有肠胃里有有形的实物，人体机能想拉出来但又拉不出来的情况下，我们才用泻下的方法帮它拉出来，这才是顺应了人体的正常机能。但是太阴病都是寒证，它不是里面有热，不是热把大便烘干结块拉不下来，所以它一般都是虚证。那有没有实证，也有，但那是例外。具体什么例外，以后再讲。总之，太阴病一般不能泻下，你硬是要用药物去泻下，就一定会损害脾胃的能量，那灶中之火肯定就更小了。灶中之火更小，那脾胃就更寒，更寒的话，水饮就更严重了，水饮严重，水饮就会往上冲，所以会出现胸下结鞕。当然你也可以从经络去理解，足太阴脾经也是走胸胁这条路线，水饮会沿着太阴经往上泛滥。当然怎么理解都好说。重点是你要记住这个证，"若下之，则胸下结鞕"。

那么我们上一节课讲了，少阳证里，柴胡八证也有个"胸胁苦满"。胸下与胸胁当然是有差别的，但是它们也交叉重叠的地方，因此二者在一定程度上具有相似性。正因为存在这些相似甚至相同的证，所有我们强调，孤证不足以定案，一定要证据与证据之间相互印证，形成证据链才行。那么少阳的"胸胁苦满"与太阴的"胸下结鞕"在原理上有什么不同？少阳的"胸胁苦满"，是因为少阳位于半表半里，依托胸腹胁肋宽广地域进行抵抗，在胸胁这一块展开了拉锯战，产生了郁结，所以它会胸胁苦满。而太阴的"胸下结鞕"是因为脾胃虚寒不能运化水饮，水饮泛滥于胸腹肋之间，所以"胸下结鞕"。总之，太阴病的这些证，都是因为脾寒，导致水饮泛滥。下面大家把太阴病的提纲证背三遍："太阴之为病，腹满而吐，食不下，自利益甚，时腹自痛，若下之，必胸下结鞕。"然后我们要知道它的原因是脾寒。

讲完了太阴，我们接着讲少阴。少阴病的提纲证是："少阴之为病，脉微细，但欲寐。"我们先背三遍："少阴之为病，脉微细，但欲寐。"我们首先看脉微细。什么叫脉微细？当然就是又微又细。那什么叫微？微就是脉跳得很弱很弱，比弱还要弱。不是一般的弱，比弱还要弱。什么叫细？细就是很窄，不宽。你在感觉脉上这根血管的跳动时，要想象握着一根棍子。粗棍子，你握着当然就感到粗；细棍子，你握着当然就感到细。细就是这个意思，很窄。脉微细说明了什么问题？说明了两个问题，一个是我们心脏的机能已经衰退了。心脏的跳动衰退了，所以脉会跳得很弱很弱，弱到微的地步。另一个是说明血不足。血不足怎么理解？你就想象一条河，在雨季水多的时候，河面是很宽的。到了旱季水少的时候，河面就变得很窄。所以血不足，会容易出现脉细。但是我说血不足，你不要直接跟贫血对应起来。它有的有贫血，有的不一定贫血。不要对号入座，你知道血不足就行了。但这两个方面，也就是心脏的跳动衰退和血不足，它是互相联系的，甚至是不可分割的。它反映的都是我们心脏机能的衰退。这个衰退可能是慢性的，也可能是急性的。急性的只要正确治疗，很快能恢复，但是你不正确治疗，那也是很危险的。慢性的就比较难完全恢复。

那么从这里，我们是不是可以看出，少阴病比太阴病还要严重？是的。《伤寒论》也是把少阴病排在太阴病的后面。而且，太阴病，它只是脾胃寒，脾胃功能受损，或者说脾胃功能衰退。但是，少阴病，它不仅是脾胃功能衰退了，它还引起了心脏功能衰退。那么心脏功能衰退，还容易出现什么证？一个是身上怕冷，一个是手足厥冷。身上为什么容易怕冷？心脏功能弱了，输送到人体各部位的能量少，再说通俗一点，就是我们的暖气供暖不足，那当然就容易出现怕冷。另一个是手足厥冷，为什么容易出现手足厥冷？因为血不足啊，心脏输送的功率又太低，手和脚都离心脏太远，心脏送不到，或者说送到的量太少了，所以手足厥冷。所以我们的提纲证虽然只说了"脉微细"，但是你一看到"脉微细"，你就要想到"怕冷"和"手足厥冷"。而怕冷和手足厥冷也恰恰是少阴病中除了提纲证之外的主证。少阴病的主证，不仅仅包括提纲证，还包括提纲证以外的证，这些证体现在少阴病的代表方证中，这些代表方证我们以后再讲。现在你只要知道脉微细，怕冷，手足厥冷就行了。当然我们为了表示专业一些，我们不说怕冷，我们说恶寒，一样的意思。只不过我们按《伤寒论》的表述来，说恶寒。所以恶寒和手足厥冷，也是少阴病的主证。那么说到恶寒，就要多说一句了。太阳病不也恶寒吗？没错，太阳病容易出现恶寒，少阴病也容易出现恶寒。这就要求我们必须全面地考察各个证，孤证不足以定案，证据与证据之间要互相印证，形成证据链。那么太阳病的恶寒与少阴病的恶寒在原理上有什么不同呢？太阳病是风寒束表，我们体表盖了一床冰冷的被子，所以恶寒。少阴病是我们里面的能量不足了，里面的火不够了，里面太寒了，所以恶寒。

我们接着看少阴病提纲证的第二个证"但欲寐"。"但欲寐"是什么意思？"寐"，就是睡觉。"欲"，就是想。欲寐，就是想睡觉。"但"，是什么意思？你可以理解为只是，但是这个"只是"不是排它，不是说除了想睡觉，就没有别的证了。这个"只是"是强调，强调我就是想睡觉。想睡觉你就睡呗，干吗要强调呢？因为睡不着啊。因为睡不着或者睡不深，或者睡不久，所以才说"我就这么个要求，我要求不高，我只是想睡觉而已嘛，干吗不让我睡着"。所以这个"但"，不要做排他性理解。它是强调少阴病容易出现想睡觉，又睡不着，或者睡不深，或者睡不久。最典型是什么？就是你不睡觉的时候，就想睡觉；等人躺下专门去睡，又睡不着，或者睡一下又醒了。醒了就起来吧，麻烦了，一起来又想睡了，如此循环。这说明什么？说明你的"充电电池"老化了。充电电池老化是什么情况？就是电池用一下就没了，然后你就充电，充一下就满了。一充就满，一用就没。这就是电池老化。人体出现"但欲寐"，说明你人体的"电池"老化了。人体的"电池"在哪里，你可以理解为心，心脏是我们能量输出的地方，你说心脏是"电池"，完全没问题。那么我们的肾，算不算"电池"？也可以这么理解。因为我们说肾是先天之本。所以你说肾的功能衰退了，也没问题。而且我们第二节课讲了，少阴经对应的脏腑是心和肾，手少阴心经，足少阴肾经。因此我们说肾的功能衰退，也是没问题的。而且心和肾，它们一个在上，一个在下，它们本来就是要互相交换能量的。就像天和地，天上的阳光往地上照，地上的水气往天上蒸发。天与地一相交，化为风，化为云，化为雨，化生万物。心和肾也是一样，它们也互相交换能量，互相转换能量。所以有的医家认为，少阴是三阴的枢轴。当然我们不用搞那复杂，搞太复杂了大家都晕了，以后大家学有所成可以再研究。我们只要知道少阴病，是心和肾的功能都衰退了，就行了。

少阴病是心和肾的功能都衰退，那么脾的功能有没有衰退？一般来说是衰退了。因为少阴病一般比太阴病还要严重，所以脾的功能也是衰退的。所以少阴证，常常会同时出现太阴的证，比如说腹泻，比如说呕吐，比如说腹满，比如说腹痛，这些太阴病的主证，在少阴病里也容易出现。特别是腹泻，更常见。而且少阴的腹泻比太阴的腹泻还要严重。少阴的腹泻，往往是吃啥拉啥。就是你的"灶"里面没有火了，食物根本消化不了，拉出来的都是没消化的食物。这种腹泻，叫"下利清谷"。所以，"下利清谷"也是少阴病的主证，下利清谷在少阴病的提纲证里虽然没出现，但是在少阴病的代表方剂中会出现，这些方剂我们以后再讲。你现在只要知道"下利清谷"也是少阴病的主证就行了。那么综上所述，少阴病的主证有：脉微细，但欲寐，恶寒，手足厥冷，下利清谷。大家背三遍。

我们还要注意，有的时候，少阴病是从太阴病开始的。我说的是有的，不是所有。就是刚开始只是腹泻，他是个太阴证，后来出现了手足厥冷，这就是病入少阴了。为什么太阴的腹泻会导致少阴证？因为你的脾胃吸收不了营养，人体没有能量的来源，心和肾的功能肯定会衰退。当然你也可以做另一种解释，就是脾胃太寒，人体要去救它。一般来说，是脾胃给心肾提供能量。但现在脾胃自身不保了，所以心和肾要去支援脾胃，人体本身就是互相联系的。我们前面也说了，六经是人体的六个部分，这六个部分是相对独立又互相联系的，所以心或者肾去支援脾胃。但是假如脾胃继续恶化，那心和肾肯定要也跟着衰退，甚至衰竭。所以我们治少阴病，往往是以治脾胃为着力点。心肾要衰竭了，最急最急的是保住脾胃之气，我们叫保胃气。不是说心肾就不管了，不是这个意思，而是说你要把着力点放在脾胃上。具体的方证，我们以后再讲。那么少阴病有没有脾胃功能没衰退的？也有，但我们现在主要讲典型的。其他以后再讲。最后还要强调一点，我们刚才讲少阴证讲了这么多，都是寒，而且很寒很寒，比太阴病还要寒。那么少阴病有没有热证？有，也有少数热证。大家以后读《伤寒论》就一定会读到。而且这少数热证的辨证和用方，有一些可以参照阳明病来处理。这样一说，你肯定就会晕了。所以，现在我们干脆先不讲，你只要知道少阴证也有少数是热证就行了，但少阴病典型的就是寒证，而且很寒很寒。

好了，我们再背三遍少阴病的主证：脉微细，但欲寐，恶寒，手足厥冷，下利清谷。

三阴的最后是厥阴。厥阴病不好理解，民国名医陆渊雷就说厥阴篇是个千古疑案。我也看了很多医家的注解，包括历朝历代的，也包括现代的，还包括日本的，目前还没有哪个医家的注解让我感到完全满意。总是觉得没有完全讲通。所以我决定，干脆先不讲。为什么先不讲？一是因为大家都是零基础，我要是讲厥阴，大家肯定晕了。等到大家都有基础了，最好是有一些实战经验了，会治一些简单的病了，再来讲厥阴，就好理解一些了。第二，因为初学者很少用到厥阴篇，有些能用，但是可以参照少阴或阳明。因为厥阴里有纯寒的，纯寒的你可以参照少阴来处理，厥阴里也有纯热的，纯热的你可以参照阳明来处理。当然更多是寒热错杂的，这个就先不说了。第三是因为我觉得也确实很难讲。但不会讲，不等于不会用。我对厥阴篇的方法是，直接从具体方证入手。就是直接看每个方剂对应什么证，你能把每个方剂的脉证和药方对应起来，你就能实战了。而且真正决定临床水平的，就是你对具体方证的熟悉程度。但是我又不可能现在就给大家讲厥阴篇里的每一个方证，那样大家就更头大了。所以，先不讲。但是，厥阴病的这个提纲证，即："厥阴之为病，消渴，气上撞心，心中疼热，饥而不欲食，食则吐蛔。下之利不止。"这个提纲证，大家还是要大概了解一下，目前不要求背。你只要知道，厥阴病，有纯寒，有纯热，更多是寒热错杂。目前知道这点就行了。

好了，今天的课就到这里，课后大家把必背要点背熟背透。下课！

附：第三讲课后必背要点

1. 太阴病提纲："太阴之为病，腹满而吐，食不下，自利益甚，时腹自痛。若下之，必胸下结鞕。"

2. 太阴病是脾寒。脾寒导致：腹满，吐，食不下，腹泻，腹痛，胸下结硬。

3. 少阴病提纲："少阴之为病，脉微细，但欲寐。"

4. 少阴病的主证：脉微细，但欲寐，恶寒，手足厥冷，下利清谷。

5. 厥阴病，有纯热证，有纯寒证，更多是寒热错杂证。

6. 厥阴病提纲："厥阴之为病，消渴，气上撞心，心中疼热，饥而不欲食，食则吐蛔。下之利不止。"（该条目前不要求背诵，读几遍即可）

太阳病的代表方证（上）

——麻黄汤方证

大家好！我们今天开始讲第四课。在讲第四课之前，我们先来简要地复习一下前两节课讲的内容。前两节课我们讲了六经辨证的基本框架，分别给大家讲解了六经的主证。其中太阳病的主证是：脉浮，头项强痛而恶寒。阳明病的主证是胃家实，阳明证又分为阳明里热和阳明里实。少阳病的主证是：口苦、咽干、目眩、往来寒热、胸胁苦满、默默不欲饮食、心烦、喜呕。太阴病的主证是：腹满而吐，食不下，自利益甚，时腹自痛；若下之，必胸下结鞕。太阴病出现这些证的原因是脾寒。少阴病的主证是：脉微细，但欲寐，恶寒，手足厥冷，下利清谷。厥阴病我们暂时不讲，只提到了厥阴病有纯寒，有纯热，更多是寒热错杂。这是前两节课的内容。这六经的主证，除了厥阴，都是要背的。不背的话，后面肯定越听越乱。

好，我们现在开始讲第四课，太阳病的代表方证。首先，什么要叫方证？方证就是方剂和方剂所对应的脉和证。因为脉也是证的一种，所以证肯定包括了脉。但有的时候我们为了强调脉，我们也会把脉单独列出来说，所以叫脉证。如果没说脉，只说证，你也要知道证是包括了脉的。那么方证就是方剂和方剂所对应的证（包括脉），简称方证。所以太阳病的代表方证就是指太阳病的具有代表性的方剂及方剂所对应的脉证。为什么我们要先讲代表方证，不全部一起讲？因为《伤寒论》中太阳病篇中很多方证展示了太阳病的发展变化，甚至很多不是纯粹太阳病的方证，可能是与其他经比如阳明，比如少阳，共同出了问题。那我们首先得学静态的、具有代表性的方证，然后再去学习别的方证，就不容易混乱了。

那么我是怎么把方证归纳出来的呢？两个方面，第一方面是从条文去归纳，就是你要把这个方剂名下的所有条文都掌握，然后从条文中去归纳。这些条文是放在《伤寒论》不同的章节、不同的位置。第二方面，有些证是条文中没有明确记载的，这需要你在临床经验中总结。这两个方面，是以第一方面为主的，第二方面只是辅助和补充，而且如果出现了冲突，一般是以第一方面也就是条文为标准的，除非条文是错的。所谓条文错误，不是说张仲景错了，而是后人在翻印中出现了错误。这个以后再说。总的意思就是说，我们一般要以张仲景《伤寒论》的原文为标准。因此，大家将来一定要读原文。我是为了让大家尽快入门，不要在门外晃太久，晃久了就失去信心也失去耐心了。所谓"一鼓作气、再而衰、三而竭"。因此，我才对条文直接进行总结，把那些目前很少用到的，或者比较难理解的，或者有争议的，先不讲，把典型的、常见的、可以直接应用的先提炼出来，帮助大家快速入门。所以我现在只讲方剂和我归纳的脉证，但大家一定要记住，这绝不代表着你以后可以不看原文。

太阳病的代表方证是什么？两个，桂枝汤证和麻黄汤证。按照《伤寒论》的顺序，也按照千百年来古今中外对《伤寒论》的注解，都是桂枝汤排最前面，桂枝汤也被誉为《伤寒论》第一方。但是我反复考虑，我还是先讲麻黄汤证。不为别的，就是为了方便大家理解，具体理由我不陈述。关键不在于哪个先讲，关键在于两个方证都背下来。但是你以后自己读《伤寒论》，还是要按顺序来，先看桂枝汤。

好了，我们来看麻黄汤证。麻黄汤证就是四点：①太阳主证加无汗。太阳主证是什么？就是我们前面讲的"太阳之为病，脉浮、头项强痛而恶寒"，然后加上无汗；②脉浮把它具体化为脉浮紧；③恶寒一般比较严重；④一般会喘。我们来背三遍。麻黄汤证就是：①太阳主证（脉浮、头项强痛而恶寒）加无汗；②脉浮把它具体化为脉浮紧；③恶寒一般比较严重；④一般会喘。

为什么麻黄汤证会出现这些证呢？因为我们知道，太阳病是风、寒、湿侵犯了我们的体表，主要是风和寒，我们的体表被风寒侵犯了。而麻黄汤证是太阳之表被侵犯得比较严重的一种。严重到什么程度？严重到我们的体表被这股寒气裹得严严实实，就像军队被包围了，连只鸟都飞不出去，就是这么严重。那么我们知道，正常人是会根据气温的变化，还有你运动或静止的情况，来调节是否出汗以及出汗的大小。但是，当你的体表完全被寒邪裹得严严实实，你说你还能出汗吗？显然，你不能出汗。所以麻黄汤证，是没有汗的。当然你首先得是太阳病，也就是你首先得符合太阳病的主证。太阳病的主证是什么？我们前面学了，太阳病的主证是脉浮、头项强痛而恶寒。当然这三个主证不一定全部具备。到底是一个还是两个还是三个，在临床中灵活把握，但肯定至少是具备一个。一个都不具备那就不是太阳病。太阳病都不是，就不存在考虑麻黄汤证的前提。好了，这是麻黄汤证的第一个主证，就是太阳病的主证加上无汗。

麻黄汤证的第二个主证是脉浮紧。我们都知道太阳病的主证之一是脉浮。脉浮就是脉浮在表面，手指轻轻接触就能感觉到脉跳。但是脉浮有很多种啊，同样是浮在表面，有的你去摸觉得它很紧，有的你去摸觉得它不紧。那么又浮又紧的，就叫脉浮紧。那么出现了脉浮紧，你就要知道这是麻黄汤的主证之一。如果虽然脉浮，但是不紧，那就不是麻黄汤证了，那可能是太阳病里别的方证。

那么脉浮我们知道，但什么是脉紧？你就想象你的两只手拉着一根橡皮筋。你轻轻地往两边拉，橡皮筋肯定很松。你如果再拉，就没那么松了，如果你拉到极限，那绷得紧紧的。你拉的程度不一样，这根橡皮筋的紧张程度也是不一样的。那么正常人的脉是不紧不缓，不弦不弱的。比正常脉的紧张程度要强一些，就叫弦，紧张程度再强些，就是紧。反过来，比正常脉的紧张程度要弱一些，就叫缓，再弱一下，就叫弱。当然可能有别的不同理解，但我是这么理解的，这样理解最简单，也最方便你应用，免得你还没应用就已经被各种概念搞晕了。所以这个脉紧，它是紧张程度最强的，就像橡皮筋拉得太紧了，比弦还要紧。它就叫紧脉。脉浮紧，就是又浮又紧。

那么麻黄汤证为什么会出现脉浮紧？脉浮的原因我们知道，前面我们讲了，病在哪里，脉就在哪里。太阳病是病在表，所以脉也就浮在表。那么为什么会脉紧？或者说它的脉为什么不松一点，要那么紧干吗？麻黄汤证是太阳体表被寒气完全包围了，连只鸟都飞不出去。军队被完全包围，是反抗最激烈的，包围者和被包围者那是刀尖对刀尖。这情况，脉一定是绷得紧紧的，它不可能松懈。这就是脉紧的原因。所以大家要记住，麻黄汤证的主证之一是脉浮紧。

麻黄汤证的第三个主证是：一般来说恶寒比较严重。我说的是一般情况，也有个别恶寒比较轻微的。我们就说一般情况。为什么麻黄汤证恶寒比较严重？因为太阳体表被寒气包围得严严实实，所以恶寒比较严重。这个好理解，就不多讲了。

麻黄汤证的第四个主证是：一般会喘。喘就是气喘，就是呼吸困难。有没有不喘的？有，但是一般会喘。为什么麻黄汤证容易出现气喘？因为我们的皮肤是会呼吸的。大家注意，不仅仅肺会呼吸，皮肤也会呼吸。麻黄汤证是寒气完全把体表覆盖住了，而且包围得严严实实，所以皮肤根本就呼吸不了了。皮肤呼吸不了，那呼吸就全靠肺了，那肺的压力当然就要增大，这样就容易出现气喘。这是我的解释，方便大家理解。传统的解释是认为，肺主皮毛，这是《黄帝内经》里的说法。就是说皮毛这一块是归肺管的。现在体表的皮毛被寒气束缚住了，肺的功能肯定也会跟着受影响，所以就会气喘。但是我想尽可能不去讲《黄帝内经》，因为一个《伤寒论》大家已经快晕了，再加个《黄帝内经》进来就更晕了。而且《伤寒论》的框架是自足的，也就是说依据《伤寒论》自身就足够支撑它自己，它并不需要去寻找《伤寒论》之外别的支持。但我也不反对用《黄帝内经》来解释

《伤寒论》，我还没那么极端。而且我认为你只要运用得好，用《黄帝内经》来解释《伤寒论》是有帮助的。当然提前是运用得好。如果你运用得不好，可能反而会对你理解《伤寒论》、运用《伤寒论》带来负面作用。所以我认为初学者还是先把精力集中在《伤寒论》上，先不要太杂。当然也可能有人会说，你只讲《伤寒论》，不讲《黄帝内经》，肯定是你对《黄帝内经》读得不熟，才这么说呗。确确实实，我对《黄帝内经》确实不熟，只通读了一下，真的谈不上熟，更谈不上精通。知之为知之，不知为不知，这个我得向大家坦白。我刚才说的这些，也只是个建议，你要是觉得没道理，可以完全不采纳，仅供参考。

好了，那我们知道麻黄汤证的主证是：①太阳主证加无汗；②脉浮紧；③恶寒一般比较严重；④一般会喘。我们来背三遍。麻黄汤证就是：①太阳主证（脉浮、头项强痛而恶寒）加无汗；②脉浮把它具体化为脉浮紧；③恶寒一般比较严重；④一般会喘。那我要接着问了，麻黄汤证有没有可能出现身体痛？当然有可能出现。因为太阳病的主证有三，脉浮、头项强痛而恶寒。头项强痛，就是头跟颈痛，再扩展开来，就会有肩痛、腰痛、背痛、关节痛、四肢痛甚至全身都痛。所以这个痛是包括在了太阳主证里，我就没有再专门讲。当然也有可能身体不痛，甚至头颈也不痛。这些证不是说要全部具备。那么我们还要再问，麻黄汤证会不会发热？当然有可能发热，因为我没有说它不发热，也没有说它一定会发热，那当然就有可能发热，也有可能不发热。所以大家记住了，以后我讲到别的方证时，只要不强调一定会发热，那它就有可能发热、也有可能不发热。

　　讲完了麻黄汤证的主证，我们再来看麻黄汤的方剂。麻黄汤用的是四味药，第一味药是麻黄 15 克（先煮），第二味药是桂枝 10 克，第三味药是炙甘草 5 克，第四味药是杏仁 15 克。这个用量是一次服用量的用量，一副就煮一次。对于急症，可以一天二副，甚至三副。慢性病你可以一天一副，用量小些也行。但是急性病，你要根据病情，有的时候一天要喝三副。我的煮法跟现在很多中医的煮法不一样，我一般是按照张仲景的煮法，当然有些可能不一样，但一般是按照张仲景的煮法。这个用量是依据 1981 年的考古发现，那次考古发现了汉朝的度量衡，根据这个考古发现与现在的度量衡进行转换，得出了上面的用量。这个我就不详细展开了。当然病轻的可以用量小些，特别是初学者，不要轻易突破药典。只是告诉大家，张仲景是这么一个用量。

　　那么对于每味药的药性，大家不用急着去研究它。我们要先把方搞熟。我们对每味药的理解，都是放在方里面来理解的。就像以前我们学英语，背单词要放在句子中去背。就是说，我们要对方子熟悉了以后，才再去研究药性，而且我对药性的研究，并不是以药书为主。当然不是说药书没用，药书很有用，但它只是个辅助。我们研究药性，主要是研究各个方，比对各个方。比如说某个方子里面有桂枝，某个方子里面却没有桂枝，那么有桂枝的这个方，它是什么证，没桂枝的这个方是什么证，你比对这两个证的差别，就知道桂枝是干什么用的。再比如说，有的方子，桂枝用 15 克，有的方子桂枝用 20 克，除了桂枝以外，别的药都相同，药量也相同。那么你就看这两个方的证有什么差别，你就知道这个方的桂枝比那个方的桂枝多 5 克，多出这 5 克到底是基于什么考虑，通过这种方式多比较，那你也就知道桂枝的药性了。所以我说《伤寒论》是自足的，是不依赖于别的理论自己就能支撑自己的。当然，我不是排斥别的书，不是这个意思，我的意思是要以《伤寒论》自身为主。

所以我在讲药性的时候，会尽量可能简单，能帮助你理解这个方就行了。以后，大家入门了，你再对照着《神农本草经》来研究。但是，依然是以《伤寒论》本身各个方证的对比研究为主。

我们来看这个麻黄汤这个药方。先看麻黄，麻黄是发表力量最强的药。桂枝也是发表的药，但是桂枝发表的力量比较弱。麻黄发表的力量强，但如果单用，它的力量也一般。但是麻黄和桂枝组合在一起，发表的力量就相当强了。这里1+1不是等于2，而是大于2，甚至大于3、大于4。所以这点大家要记住，麻黄配桂枝的发表力量是最强的，单用麻黄就弱多了，桂枝就更弱了。杏仁这个药有破肺气的作用。皮毛被包围了，气全憋在肺里，杏仁把它破一下。炙甘草是守护住我们的脾胃。因为麻黄汤证是寒气束表，所以用麻黄配桂枝发表，把寒气冲出体外，杏仁把这憋着的肺气破一下，疏通疏通，所以杏仁能止喘也是这个原因。就像要推倒一面墙，用杏仁钻几个洞，再来推就好推了，麻黄和桂枝就是负责推。炙甘草是守护好脾胃，防止用力过猛，把墙推倒了，自己也往前跟着倒。但是炙甘草的用量不能大，大了的话，麻黄和桂枝的力量就被牵制太多。所以张仲景的方子，我们之所以叫经方，就是太经典了，他用方的结构是经得起千万年的检验的。

那么服这个药要注意：喝这个药，是要捂汗的，一般是要盖上比平时厚的被子。喝了以后，要一身都出汗，包括四肢都要出汗。但是这个汗不能太大，只能是微汗，不能大汗淋漓，不能像从水里捞出来一样。如果汗太大了，怎么办，那你要调节一下被子，就盖时平常那么多被子就行了。衣服湿了，要及时换掉。但是不出汗，你就要再盖厚些。如果两个小时都还不出汗，你就要接着喝第二副。第二副不出汗，就要喝第三副。所以张仲景他是三副药一起煮，平均分成三份。那么如果喝了一副药出汗了，后面的麻黄汤就不要再喝了。一般来说，出汗了，病也就好了。如果出汗了，病却还没有好，能不能继续喝麻黄汤？一般不能。因为这个时候你已经出汗了，不再属于无汗，所以一般不能继续喝麻黄汤。当然也有例外，一汗不解，可以再汗。例外的我们先不讲。那么不能喝麻黄汤，应当喝什么汤？这个也以后再讲。总的原则仍是辨证论治，方证对应。另外还要强调一点，喝了麻黄汤之后，一定要避水、避风、避寒。不光是麻黄汤，凡是发表的药方，你喝了之后都要避水、避风、避寒。因为你喝了发表的药后，毛孔大开，经络大开，你如果这个时候去受风、去受寒、去淋水，风寒湿会直接进入体内，会进得更深，会更严重。这点大家一定要注意。

麻黄汤证我们讲完了。我们再一起来背一下。麻黄汤证有四点：①太阳主证加无汗，也就脉浮、头项强痛而恶寒加上无汗；②脉浮把它具体化为脉浮紧；③恶寒一般比较严重；④一般会喘。我们来背三遍。它的药方是麻黄15克(先煮)，桂枝10克，炙甘草5克，杏仁15克。

好，我们这节课就只讲麻黄汤证。桂枝汤证我们下节课讲。下课！

附：第四讲课后必背要点

1．麻黄汤方

麻黄 15 克（先煮），桂枝 10 克，炙甘草 5 克，杏仁 15 克。先沸腾麻黄 50 分钟以上，再放入其他药沸腾 20 分钟（以上为一副的量。一天服用 1～3 副）。

2．麻黄汤证

① 太阳主证（脉浮、头项强痛而恶寒）加无汗。

② 脉浮具体化为脉浮紧。

③ 恶寒一般比较严重。

④ 一般会喘。

3．麻黄配桂枝发表力量最强。

太阳病的代表方证（下）

——桂枝汤方证

大家好！我们接着上课。讲课之前，我们先简要地复习一下上节课的内容。上节课我们介绍了太阳病的代表方证有两个，一个是桂枝汤证，一个是麻黄汤证。但是我们没有先讲桂枝汤证，我们先讲了麻黄汤证。麻黄汤证有四：①太阳主证（脉浮、头项强痛而恶寒）加无汗；②脉浮具体化为脉浮紧；③恶寒一般比较严重；④一般会喘。麻黄汤的药方是：麻黄15克（先煮），桂枝10克，炙甘草5克，杏仁15克。另外要特别注意的是，麻黄这味药要先煮。为什么要先煮？因为麻黄这味药，你不煮久点，它容易导致心慌，严重的甚至连手都会发抖。特别是生麻黄，更容易出现这种情况。按张仲景的方法，你不光要先煮麻黄，而且要边煮边把麻黄煮出来的泡沫捞出来。但我也试过，不太好操作。现在煮麻黄也很少去泡沫了。那你就煮久点，先把麻黄煮50分钟，然后再放其他药。当然前提是对证，你不对证的话，你先煮两个小时都可能出问题。那么麻黄中毒，最轻微的反应就是心慌、手抖。解麻黄毒的方法，有个方法是生姜煮大枣，量可以大些。为什么生姜煮大枣能解麻黄毒，后面学到大青龙汤你就明白了。当然也不能绝对，还是要辨证。这个以后再说。

好，现在我们接着讲第五课，太阳病的代表方证（下），桂枝汤证。桂枝汤证的主证是什么？有三点：①太阳主证加有汗。太阳主证，还是我们之前讲的"太阳之为病，脉浮、头项强痛而恶寒"，在这基础上再加个有汗。②脉浮具体化为脉浮缓、脉浮弱。③恶寒一般比较轻微。好，我们先背三遍。

那么桂枝汤证为什么会出现这些证呢？因为桂枝汤证所受的风寒是比较轻微的。它没有麻黄汤证那么严重。麻黄汤证是寒气完全把体表给束缚住了，包围得严严实实。桂枝汤证则不是，桂枝汤证比较轻微，桂枝汤证的风寒的密度没那么高，麻黄汤证的寒气的密度是非常高的。昨天我们说了，麻黄汤证是人体被包围得连只鸟都飞不出去。桂枝汤证就不一样，桂枝汤证不仅鸟飞得出去，连军队也能冲一些出去。所以，假如说麻黄汤证的寒气就像塑料袋，塑料袋我们知道，密封性很强，不漏气也不漏水，如果说麻黄汤证的寒气是塑料袋，那么桂枝汤证的风寒就是纱布袋。纱布袋我们知道，密封性不好，又漏气又漏水。好了，我们知道了这一点，我们就能很好理解桂枝汤证的三个主证了。

我们先看第一个主证：太阳主证加有汗。首先得符合太阳主证，也是就"太阳之为病，脉浮、头项强痛而恶寒"。至于是全部符合还是符合一两个，临床中灵活把握。但是至少得有一个，一个都没有，就不是太阳病了，就不存在考虑桂枝汤的前提。那么有汗，为什么桂枝汤证是有汗呢？有三个原因:第一,我们前面说了,桂枝汤证受的风寒比较轻微,麻黄汤证的寒气像塑料袋,完全密封,汗根本就出不来。桂枝汤证的风寒像纱布袋,没有密封,所以人体的汗还可以出得来。第二,人体在遇到寒气的时候,一般会自动地把毛孔关闭,这是人体的自我保护机能。但是桂枝汤证的风寒是很轻微的,有的甚至你都感觉不到寒,只是吹吹风而已,刚开的时候你可能还觉得这风吹得挺舒服。那么这是什么?这就是温水煮青蛙啊。风吹得挺舒服,你的人体机能也就失去了警惕,或者说警惕性降低。因为警惕性降低了,所以毛孔继续打开着,这边呢,风寒沿着你的毛孔往里面进去,那边呢,你的毛孔还在继续出汗。出着出着你就觉得不对劲了,怎么回事,明明在出汗,不吹风扇觉得热,一吹身上又好像觉得有点冷。恭喜你,你受风寒了!这是第二。第三,我们都知道,人体在遇到风寒侵犯体表的时候,人体一定是想把能量往体表发散。这种发散常常表现为出汗。一出汗,风寒跟着汗液就排出体外了。但是桂枝汤证跟麻黄汤证不一样。桂枝汤证是纱布袋,你出汗也不一定管用。你的汗从纱布袋里渗出去,但是纱布袋还在。纱布袋还在那怎么办?那就继续出汗吧,继续出汗还是不管用,那怎么办?那就不停出汗吧。所以桂枝汤证常常出汗出得比平时还多。这就是桂枝汤证有汗的原因。

那么有汗有哪些表现形式?第一种表现形式是汗多。就是老出汗。但是这个汗多不是大汗淋漓,大汗淋漓可能是别的证。比如说阳明证,里面太热了,把汗大量地往外逼,也有可能是少阴证最危险的时候,少阴证是里面太寒了,寒到人都快没命了,人在临死前,他最后的能量是要通通散去的，尘归尘，土归土，气归气，水归水。所以人死往往会出大汗。这些以后再讲。总之，桂枝汤证的有汗可以表现为汗多，但不是大汗淋漓。第二种表现形式就是虽然没有明显的汗，但身上有点潮湿。真正的无汗是干燥的，你摸着很干燥。如果你摸着有点湿润，那也是有汗。第三种表现形式就是出汗功能正常。什么叫出汗功能正常？正常出汗就是热的时候你会出汗，不热的时候你就不出汗；运动的时候你会出汗，不运动的时候你不出汗；紧张的时候你会出汗，平静的时候你不会出汗。出汗功能正常也属于有汗的范围。出汗功能正常情况下出了汗，我们说有汗，很好理解。为什么出汗功能正常的情况下没有出汗，也叫有汗？这个不太好理解。因为这种情况没有出汗，并不是它的汗出不来，它能出汗，只是它目前不出汗，没有谁禁止它出汗。所以这种情况依然属于有汗的范围。那么这就需要我们鉴别了。身上出了汗或者湿润的很好鉴别，如果这个时候它恰好没出汗，你的鉴别就有难度了。那么怎么鉴别？鉴别的方法有三个：第一，你问问他是不是隔了比较长的时间没有出汗，他要说一直没汗，那可能就是无汗了。他要说刚刚还出了汗，只是现在没汗，那可能就是有汗。第二，你问问他刚才运动了没有，运动的时候有没有出汗。如果运动的时候都不出汗，那可能就是无汗了。但最准确的是第三种方法，就是你摸他的脉，看他是脉浮紧还是脉浮缓或脉浮弱。如果是脉浮紧，那就是麻黄汤证了。如果脉浮缓或脉浮弱，虽然你现在没有看到他出汗，但也是桂枝汤证。

好，那我们就要讲桂枝汤证的第二个主证了：脉浮缓或者脉浮弱。脉浮缓就是脉又浮又缓。脉浮弱就是脉又浮又弱。浮我们就不再解释了。那么缓是什么意思？缓是相对紧来说的。一根橡皮筋，你拉到极限，它一定很紧。相反，你只拉一点点，它就很松。那么这个橡皮筋比较松，就叫缓。这个缓，是跟紧相对应的。正常人是不紧不缓。比正常人的橡皮筋拉得还紧，就叫紧；比正常人的橡皮筋拉得松，就叫缓。

　　但是缓脉在不同的医书、不同的语境下，有不同的含义。在《伤寒论》之外的缓脉一般是指跳得慢，它是从跳动速度上来描述的。从跳动速度上看，一般有五种脉。第一种是正常脉，也叫平脉。正常脉是不快不慢的，比正常脉稍慢一点的叫缓脉，比缓脉还要慢的叫迟脉，比正常跳得快的叫数脉，比数脉还要快的叫疾脉。

　　但是《伤寒论》里的缓脉，不是指缓慢，不是说跳得慢，它跟跳动的速度无关，它仅与脉的紧张程度有关。脉的紧张程度与脉的跳动速度是两回事，就像重量和长度是两回事一样。脉缓，它可能同时出现脉数，也就是又缓又数，也可能出现又缓又迟。如果把《伤寒论》里的脉缓解释为跳得慢，就没法解释脉浮数用桂枝汤的情况了。因为《伤寒论》里面，有这样的条文，就是脉浮数用桂枝汤，原文是："伤寒发汗解，半日许复烦，脉浮数者，可更发汗，宜桂枝汤。"所以只要它的脉是浮缓的，你跳得快同样可能是桂枝汤的适应证，就是脉可以在跳得快的同时还是相对松软的。这里多说一句，很多人有这样的误解，认为脉跳得快就是有热。不一定的，脉跳得快，有的是有热，有的是正邪相争，正邪相争它也会跳得快。所以麻黄汤也有可能脉数，你看到脉跳得快的，只要它符合麻黄汤的主证，你就可以用麻黄汤。《伤寒论》里就有这样的原文："脉浮而数者，可发汗，宜麻黄汤。"当然这些原文，你不能孤立地看，要联系全文互参，不是说脉浮而数就一定用麻黄汤，还是要看是否符合麻黄汤的主证。包括前面讲的脉浮数用桂枝汤的条文，也不能孤立地看，关键还是看是否符合桂枝汤的主证，因为《伤寒论》是一部条文与条文之间需要互参的书，我们需要在互参中总结出各个方剂的主证，也就是方证，如果孤立地看待某一个条文，就一定会走向片面。另外，还有的脉数，它不仅不是热，它还是虚，因为人体太虚了，能量供给不足，心脏只能加班加点、提高跳动的频率，来维持起码的供给。所以你不要认为把脉是万能的，不少脉象常常具有迷惑性。你必须脉和证一起考察，各种证包括脉必须互相印证，形成证据链。现在有些病人，一上来，什么都不说，你不是会把脉吗？干吗要我说。这都是因为长期以来，很多人有意地或无意地把脉诊给神话了。有的中医甚至说他把下脉就什么都知道了。确实，有少部分病，你光把一下脉就知道了，这样的情况确实存在。但是，大部分，你光把脉不行，你得和其他证结合起来。你不结合起来，光靠脉，大多数情况你是不知道的，就算你知道是什么病你也不知道怎么治。你光知道病，不知道治，有什么用？

我们知道张仲景被称为医圣，但是要知道连张仲景都做不到任何时候仅仅依凭脉诊，而不靠其他，张仲景这样的医圣在大多数情况下都还是要全面地考察病人。要是有哪个中医说，他单凭脉诊就能治好所有病，那只有两种可能，一种可能是他比张仲景还厉害，他是神仙，还有一种可能就是，他是神经。我觉得后一种可能性更大。

好了，话扯得有点远。回到脉缓，脉缓是跟脉紧相对应的，橡皮筋拉得比较松。那么什么是脉弱？脉弱就是比缓脉还要松。所以按照这根橡皮筋的紧张程度，可以分为五种脉。第一种是正常脉。正常脉是不紧不缓的。那么比正常脉紧一点，那叫弦脉。比弦脉还要紧，叫紧脉。比正常脉要松，那叫缓脉，比缓脉还要松，那叫弱脉。

那么桂枝汤证为什么会出现脉浮缓或脉浮弱？出现脉浮，好理解，前面讲了，病在表，所以脉要浮在表。出现浮缓或浮弱，是因为他们的对抗不激烈。不像麻黄汤证，寒气把体表包围得严严实实，两支军队刀尖对刀尖，正邪相争太激烈，所以会出现紧脉。桂枝汤证的风寒比较弱，就像纱布袋，纱布袋还能往外透气呢，所以它不会憋得那么紧。因此桂枝汤证不会出现紧脉。不会出现紧脉那是什么脉？那就是紧脉所对应的缓脉，以及比缓脉还松的弱脉。这就是桂枝汤证会出现脉浮缓或脉浮弱的原因。但还要注意一点，如果这个脉只是浮，谈不上缓，也谈不上紧，他是不缓不紧，只是单纯地浮而已，这种情况能不能用桂枝汤？可以用。桂枝汤的脉以浮缓、浮弱为常态，但有的时候也可以只是单纯的浮。只要不是紧脉，就有可能适用桂枝汤。

桂枝汤证的第三个主证：恶寒一般比较轻微。这个好理解，因为桂枝汤证受的风寒比较轻微，所以恶寒也比较轻微。那么经常表现为什么？经常表现为，你不吹风就不觉得冷，吹风才感觉冷。甚至有的不吹风还觉得有点热，一吹风就冷。麻黄汤证就不一样，不吹风都感觉冷。

好了，我们来背一下桂枝汤证的三个主证：①太阳主证加有汗。太阳主证，还是我们之前讲的"太阳之为病，脉浮、头项强痛而恶寒"，在这基础上再加个有汗。②脉浮具体化为脉浮缓、脉浮弱。③恶寒一般比较轻微。背三遍。

那么我要再问一下了，桂枝汤证会不会气喘？一般不会气喘。为什么呢？因为桂枝汤证跟麻黄汤证不同，麻黄汤证是塑料袋把体表裹得严严实实，皮肤不能呼吸，那肺的压力就大了，所以呼吸困难，出现气喘。而桂枝汤证侵犯体表的是纱布袋，不是塑料袋，纱布袋是会漏气的啊，所以我们的皮肤能正常呼吸，没有给肺增加负担，所以一般不会气喘。但是，有没有例外的情况？有例外。例外的情况，出现气喘是别的原因导致的，跟麻黄汤证的气喘不是一个原理。具体以后再讲。

那么我还要问一句，桂枝汤证会不会发热？跟上节课讲的一样，有可能发热，有可能不发热。所以你不要管它发不发热，关键是它符不符合上面讲的桂枝汤证的三个主证。

好了，我们来看桂枝汤这个药方：桂枝15克，白芍15克，生姜15克（切），大枣20克（撕开），炙甘草10克。沸腾10～20分钟（以上为一副的量。一副仅煮一次。一天服用1～3副）。大家先背三遍：桂枝15克，白芍15克，生姜15克（切），大枣20克（撕开），炙甘草10克。

先看桂枝，桂枝这个药，主要有两个作用，一个是发表，一个是治气上冲。什么叫气上冲？以后再讲。现在只讲发表。桂枝的发表力量是比较弱的，比麻黄要弱。因为桂枝汤证受的风寒比较轻微，所以不用麻黄，更不用麻黄配桂枝。用桂枝就行了。

再看白芍。白芍是芍药的一种。芍药分为白芍和赤芍。桂枝汤我们一般用白芍。那么白芍的作用有三个：第一是补阴。补阴这个说法太笼统了，但我现在也找不到更好的词来方便大家理解。以后大家方证学多了，就知道白芍的具体用途和应用方法，那你就可以抛弃补阴这个概念了，而且我也建议大家抛弃这些空泛的概念。但初学者什么都不知道，姑且先用这个词。那么补阴你可以理解为补我们体内的液体（中医术语叫"津液"，因为大家都是零基础，所以我说得通俗一点，直接说"液体"），补我们的血液，补充我们肌肉、筋骨的柔和度，这些理解都可以，但都不一定准确，但也不能说它错。这是补阴。第二，白芍有回收的作用。就是白芍能把能量往回收。第三，白芍有通的作用。通就是它不是纯粹的补，也不是纯粹的收，它还能通行。所以，白芍它能补阴，能回收，但是它基本上不怎么敛邪。敛邪就是把邪气收到体内。一般来说，往回收的药，都会把邪气也收进体内。但是白芍基本上不敛邪。不是说一点都不敛，敛邪的力量很小。所以那么多补阴的药，那么多回收的药，为什么偏偏用白芍，就是因为白芍基本不敛邪。好了，我们知道白芍有这些作用，那么为什么要用白芍？因为桂枝汤证是有汗，而且常常出汗比平时还多，但是你出这么多汗又没用，因为桂枝汤证是纱布袋，你一直出汗也是作无用功。但是人体只能这样反应啊，所以它就继续出汗。这应当说是一种错误的反应。人体在病态的情况下已经不能作出正确反应了。那么你用药要怎么考虑？你要纠正人体的错误反应，把这种无用的出汗收回来。所以你要用白芍。另外，你汗出多了，阴的方面肯定有损耗，所以你要用白芍补阴。那你可能要问了，用白芍把汗收回来了，谁去抗击外敌？我们不是有桂枝吗？桂枝负责发散，把风寒发散出去，白芍负责回收，把那些无用的出汗，收回来。所以桂枝汤，它既发表，又收汗。那么汗多的用白芍我们好理解，因为要补阴、要回收嘛。但是出汗功能正常的，我们干吗也要用白芍啊？因为人体受的风寒很轻微，你不能用力过猛，用力过猛，你就自己也往前摔倒了。所以，你在用桂枝发表的同时，你要用白芍回收一下，一发一收。

还有一个原因，凡是发表的药，它都耗阴，都会消耗人体的阴液，只不过是或多或少的区别而已。那么为了防止发表的药耗阴，也为了让发表的力量有后续的来源，你要用白芍来相互补充。所以桂枝与白芍是相互制约又是相互补充的。那么有没有不用白芍的？当然有。你要看具体证状，有些证，他就只用桂枝，不用白芍，或者桂枝用得多，白芍用得少。反过来，有的证只有白芍，不用桂枝，或者白芍用得多，桂枝用得少。这个是不同的方证了。但是桂枝汤方证，一定是桂枝与白芍同用，而且桂枝与白芍是等量的。

桂枝与白芍是一发一收，或者说一发一补。生姜与大枣也是一发一收，一发一补。但生姜和大枣的作用主要在脾胃这一块。它俩一起调动脾胃的能量。脾胃的功能被激活，这些激活的能量通过桂枝散发到体表。就像有时候我们吃碗汤面，边吃边出汗。但是你不能光发啊，光发把脾胃耗光了，那不是损害脾胃吗？所以生姜和大枣，它还有温脾胃的功能，既能温它，还补充阴液。所以桂枝汤补阳又补阴。这个概念太空了。目前只能姑且先用这些词。其实我很反对滥用这些概念。特别是在临床当中，你的重点是方证对应，重点不是搞出一个又一个的概念。总之，桂枝汤它既能把能量往外发散，又能把能量往回收，既有能量在体表运行，又有能量在脾胃运化。

炙甘草前面讲过，它是守护我们的脾胃，守护我们的中气。所以桂枝汤很像一个圆，炙甘草在最中间，守护中气。生姜、大枣在两边，调节脾胃，并连接脾胃和体表，桂枝和白芍在最外围，一发一收。但它们不是界线分明的，桂枝和白芍也可以往里走，生姜也可以往外发。总之你知道这个意思就行了。重点是，你要记住桂枝汤的方证。其他都只是帮助你理解、帮助你背诵而已，对方证的熟练程度，才是决定你临床水平高低的关键。

好了，我们来看这桂枝汤的服用方法。跟麻黄汤一样，喝了后要捂汗，捂汗的方法相同，都是出微汗，不要出大汗。前面讲过了，大家可以回忆一下。桂枝汤证，出汗正常的要让他出汗，这个好理解。那有汗的甚至汗多的，为什么还要让他出汗？因为你那个汗是病态的汗，是无用功的汗。我们现在要用桂枝汤重新发表。另外，喝桂枝汤后出汗，是人体机能重新启动的表现。你不是该散出去的风寒散不出去，不该出的汗却乱出吗？那我干脆把电脑重新启动。这个就有重新启动的意思。再一个，出汗不一定是发汗的结果。有的时候，不发汗，也会出汗。为什么呢？因为人体的机能重新组合，正常机能重新启动之后，常常会出汗。这就是有的时候，你根本就没有用发表的药，有的时候明显是体内有问题，用的方子也是针对体内的药方，结果喝了后出汗了。这个出汗，不是发汗，它是人体机能重新组合，正常机能重新启动之后的表现。所以，桂枝汤，我也不说它是发汗的，我只说它是发表的。尽管喝了后要求出汗，但它不是发汗，它只是发表，它是重新调节我们的人体机能。那么喝了药之后，如果捂汗却捂不出汗，也是要继续喝第二副的，甚至喝第三副。如果一副就好了，第二副就不用再喝。还有一点要注意，桂枝汤喝了后，要很快就接着喝一小碗热腾腾的白稀粥，目的是补充脾胃的能量，这里面包括阳的能量也包括阴的能量，补充脾胃的能量还有助于出汗。而麻黄汤喝了以后是不用喝粥的。因为麻黄汤发表的力量本来就很强，麻黄汤是真正发汗的，它不需要喝粥来作为辅助。当然你喝碗白粥也没关系，特别是喝了麻黄汤还不出汗的，你也可以喝碗热白粥辅助一下。

好了，我们再来背下桂枝汤证的主证：①太阳主证加有汗。②脉浮具体化为脉浮缓、脉浮弱。③恶寒一般比较轻微。同时也背下桂枝汤这个药方：桂枝15克，白芍15克，生姜15克（切），大枣20克（撕开），炙甘草10克。

那么我们再来看下桂枝汤证与麻黄汤证的共同点和不同点。共同点就是它们都是太阳证。它们都必须符合太阳病的主证，也就是脉浮、头项强痛而恶寒。以后凡是太阳病名下的方证，都必须符合太阳病的主证。如果连太阳病的主证都不符合，你就要考虑别的经。这是共同点，都符合太阳病的主证。不同点：第一，麻黄汤证是无汗，桂枝汤证是有汗；第二，麻黄汤证是脉浮紧，桂枝汤证是脉浮缓或脉浮弱；第三，麻黄汤证的恶寒一般比较严重，桂枝汤证的恶寒一般比较轻微；第四，麻黄汤证一般会气喘，桂枝汤证一般不气喘。大家课后再多对比对比，然后把今天的必背要点背熟。下课！

附：第五讲课后必背要点

1．桂枝汤方

桂枝15克，白芍15克，生姜15克（切），大枣20克（撕开），炙甘草10克。沸腾10～20分钟（以上为一副的量。一副仅煮一次。服后喝一小碗热腾腾的白稀粥。一天服用1～3副）。

2．桂枝汤证

① 太阳主证加有汗。

② 脉浮具体化为脉浮缓、脉浮弱。

③ 恶寒一般比较轻微。

3．麻黄汤证与桂枝汤证的异同

同：二者都是太阳病，都符合太阳病的主证（即脉浮、头项强痛而恶寒）。

异：①麻黄汤证是无汗，桂枝汤证是有汗；②麻黄汤证是脉浮紧，桂枝汤证是脉浮缓或脉浮弱；③麻黄汤证的恶寒一般比较严重，桂枝汤证的恶寒一般比较轻微；④麻黄汤证一般会气喘，桂枝汤证一般不气喘。

4．熟读内容

脉的紧张程度就像一条两边拉着的橡皮筋。按照这根橡皮筋的紧张程度，可以分为五种脉。第一种是正常脉。正常脉是不紧不缓、不弦不弱的。比正常脉紧一点，叫弦脉。比弦脉还要紧，叫紧脉。比正常脉要松，叫缓脉。比缓脉还要松，叫弱脉。

阳明病的代表方证

——白虎汤方证、三承气汤方证

大家好！我们接着讲课。讲课之前，我们先简要复习一下前两节课的内容。前两节课我们讲了太阳病的代表方证，一个是麻黄汤证，一个是桂枝汤证。这两个证的前提都是，它们首先必须符合太阳病的主证，也就是脉浮、头项强痛而恶寒。在符合太阳病主证的前提下，才谈得上麻黄汤证或桂枝汤证。所以这两个方证的共同点，是都符合太阳病的主证。它们的不同点主要有四点：第一，麻黄汤证是无汗，桂枝汤证是有汗；第二，麻黄汤证是脉浮紧，桂枝汤证是脉浮缓或脉浮弱；第三，麻黄汤证的恶寒一般比较严重，桂枝汤证的恶寒一般比较轻微；第四，麻黄汤证一般会气喘，桂枝汤证一般不气喘。是否还存在别的不同点？肯定存在。但再往细的方面，就需要你以后自己读《伤寒论》的时候自己去归纳总结。

好，我们接着讲第六课，阳明病的代表方证。阳明我们知道，阳明在里。它跟太阳不同，太阳在表，阳明在里。阳明病的主证是"阳明之为病，胃家实是也"。阳明证也可以分为阳明里热和阳明里实。这些我们之前都讲过，大家应当都已经背得很熟了。那么阳明证既然分为阳明里热和阳明里实，相应的，阳明病的代表方证也有两类，一类是白虎汤证类，一类是承气汤证类。白虎汤类对应的证是阳明里热，承气汤类对应的证是阳明里实。但是阳明里实是既里实，又里热，阳明里热则只是单纯的里热，没有里实，这点要注意。可见，我们运用白虎汤或者承气汤，主要就是考察是否存在里热或者里实的问题。因此我们只要知道了什么是里热，什么是里实，那我们就知道怎么运用白虎汤和承气汤了。

首先，我们来看里热。里热，就是指人体里面有热，这个热是纯粹的热，它不夹寒，不是寒热错杂。那么里热容易出现哪些证？容易出现这些证：心烦，口渴，口干舌燥，欲饮冷水，口气烫手，面唇发红，出汗，甚至谵（zhān）语，躁动不安，眼睛直视不转动，一般是怕热，个别是恶寒。大家背三遍。

这些证之所以容易出现，很好理解，因为里面一团火，热得要命。热，所以心烦。热得液体都烘干了，所以口渴，口干舌燥也是一样的道理。太热了，所以想喝冷水，而且喝了冷水还很舒服。喝了冷水不舒服的不算啊。口气烫手、面唇发红，也是因为热。出汗，是因为热把液体往外逼，所以出汗。也可以理解为通过出汗来散发人体内的热，这是人体的自救机制。这些证不一定每个都出现，但是你要知道从这几个方面去考察。特别是心烦、口渴、欲饮冷水，这都是临床中经常运用的。所以你要知道怎样去收集证据。是否存在里热，就要从这些方面去收集证据。那么里热要是很严重了，就会出现谵语，谵语就是说胡话，这是神志不清了，还有躁动不安，摸下这摸下那。再严重就眼睛直视、眼球不转动，这个里热就相当严重了。

那么里热一般都是怕热，这个好理解。但是，个别情况反而会怕冷甚至四肢厥冷。为什么反而会怕冷呢？因为里面太热了，热到里面的能量跟外面的能量没法互相对接、没法互相转换，所以人体外面反而会冷。甚至热越严重，可能厥冷就越严重。这个你可能一下不太好理解。你知道阳明里热一样有可能怕冷、有可能厥冷就行了。那么这跟太阳的恶寒和少阴的厥冷怎么进行鉴别？这就需要证据与证据之间互相印证，重点你要考察前面的那些证，也就是：心烦，口渴，口干舌燥，欲饮冷水，口气烫手，面唇发红，出汗等等。你还不能光凭一个证，孤证不足以定案，一定要形成证据链。

好，我们接着讲里实。里实肯定是包括里热。一般情况就是因为里热，才形成里实。里实是什么意思？最典型的就是你的肠胃里大便干燥得结了块，《伤寒论》叫燥屎（干燥的燥，大便的屎）。这个燥屎拉不下来，它就堵在里面了，成为人体的敌人。所以里实里实，就是里面有实物。那么里面有实物，一般就会胀，再严重就会痛。这就是腹胀、腹痛。那么是不是腹胀腹痛就一定是里实？不一定。有些里面没有实物，肚子也会胀痛。这个在我们讲太阴病的主证时就讲过，太阴病"腹满而吐，时腹自痛"，太阴病也有腹满腹胀腹痛。那么你怎么鉴别？最简单的鉴别方法就是，你用手去按它，按的力度从轻到重，但不要太重，你看按下去会不会更难受。按下去更难受就叫拒按，拒绝你按嘛。按下去难受没有加剧，甚至更舒服，那就叫不拒按。拒按就说明里面有实物，是里实，不拒按就说明里面没有实物，不是里实。那么拒按不拒按这个标准只是一般的标准。有没有例外？有，有例外，这个以后再讲。但是一般来说，拒按就是里实。所以里实，就是腹胀或腹痛再加上拒按。那么里实的话，大便会怎样？大便一般会干燥，很难拉出来，甚至根本就不拉大便，有的甚至很多天都不拉。这点我们很好理解。大便在里面干燥得结了块，那肯定不好拉出来。但是有没有例外？有例外。个别会下利。下利就是腹泻。那这就有点难理解了。为什么会下利？因为里面太热了，热把人体的液体逼出体外。逼出体外有哪些形式？一种是出汗，这个前面讲了。另一种就是下利，把肠胃的液体往下逼。但是这种下利，它里面的燥屎依然还在，没有排出来，下利与燥屎同在。所以还是要用承气汤把它拉下来，并清掉里面的热。当然，热把体内液体逼出体外，除了出汗和下利以外，还有别的方式，比如小便数。小便数就是老拉尿。还有出血，热把血液逼出体外。但是你不能倒推，不能说小便多就是里热，也不能说出血就一定是里热。你必须要全面考察。

好了，里热和里实我们都明白了，我们就来讲白虎汤证和承气汤证了。白虎汤证，就是单纯里热，没有里实。那么你就把上面讲的里热容易出现的证一个一个进行考察，比如是否心烦，是否口渴，是否口干舌燥，是否欲饮冷水，是否口气烫手，是否面唇发红，是否出汗。考察后你得出结论，是否是里热。如果是，你再考察是否存在里实。如果没有里实，那就是白虎汤证了。

那么白虎汤证是什么样的脉象？脉洪大比较常见。当然也有别的脉象（比如滑数，也常见，这个先不讲）。所以脉象也只是个参考因素，不是唯一的决定因素。那么脉洪大是什么意思？脉洪大其实就是脉洪。因为洪就是又实又大。因此现在说洪大，其实是强调一下大而已。总之，洪就是又实又大。那么什么是实？什么是大？脉实是跟脉虚相对而言，指的是脉跳的力量。正常人的脉是不实不虚的。比正常人的脉跳得更有力量，就叫脉实。比正常人的脉跳得要弱，就要脉虚。注意不是脉弱啊，脉弱是橡皮筋拉得不紧，很松，脉弱指的是脉的紧张程度。弱脉、缓脉、弦脉、紧脉是一个系列。虚脉、实脉是另一个系列。脉实就是脉跳得很有力量。一般来说，脉紧也是有力，因为橡皮筋绷得紧。但脉紧、脉弦的有力强调的是脉的弹性，脉实强调的是脉蕴藏的力量。我打个比方你就明白了，一个是你拿橡皮筋弹自己一下，一个是一只大象往地上踩一脚。那你就知道了脉紧与脉实关注点的不同。脉实的力量是很深厚、很有力的。这是脉实。那么什么是脉大？脉大是相对脉细来说的。脉细我们前面讲了。讲少阴时候，我们说"少阴之为病，脉微细，但欲寐"。那个细跟大是相对应的。它关注的是脉的宽度。就像一条河，河面是宽还是窄。正常人的脉是不大不细的。比正常人的脉要宽，就叫大脉。比正常人的脉要窄就叫细脉。大脉就是很宽的脉。所以脉洪，是又实又大。脉洪大也是这个意思，"大"，重复了，就是强调一下而已。脉洪就像涨洪水，涨洪水是什么样子？河面很宽，河水波涛汹涌，蕴藏着巨大的力量。它跟涨洪水很像，所以叫洪脉，也叫脉洪大。为什么白虎汤证容易出现脉洪大？这个好理解，里面太热了，所以洪大。

我们来看一下白虎汤这个药方：知母 30 克，生石膏粉 80 克，炙甘草 10 克，粳米 40 克。沸腾 50 分钟以上（以上为一副的量。一副仅煮一次。一天服用 1～3 副)。

药性我不具体讲。我只简单说一下，石膏是清热的，知母也是清热的，都是寒凉的药。白虎汤证里面太热了，当然要用清热的药。粳米，就是那种又短又饱满的米，我一般用东北珍珠米。粳米和炙甘草都是守护脾胃的。因为石膏、知母太寒凉了，为了防止寒凉过头，必须用炙甘草和粳米来牵制一下，守护一下脾胃。

这是白虎汤。如果出现了白虎汤证，同时口渴又很明显的，那我们要加人参。人参加进来，就叫白虎加人参汤。就是加 15 克人参进来。我都是用白参，不用党参。党参不是人参。这个我不多讲。人参这味药能补充液体（津液），它可以治口渴。当然，补充液体（津液）的药那么多，治口渴的药也那么多，为什么偏偏选人参？你现在先别管那么多，你知道白虎汤证口渴要加人参就行了。以后你再慢慢研究。

好，我们接着讲承气汤证。承气汤类，主要有三个方，一个是大承气汤，一个是小承气汤，一个是调胃承气汤。这三个方子我将它们合称为三承气汤。三承气汤证的共同点是，都是里热加里实。那么你怎么运用三承气汤？你首先要按前面的方法考察他是否有里热，具体要考察是否心烦，是否口渴，是否口干舌燥，是否欲饮冷水，是否口气烫手，是否面唇发红，是否出汗，甚至是否谵语，是否躁动不安，是否眼睛直视不转动。后面这几种就是很严重的了。如果确定了有里热，再考察是否有里实，你看他是否腹胀甚至腹痛，然后你再由轻到重去按他的腹部。不要太重，不要一下使劲按到底，那样不痛都要被你按痛。那么你由轻到重地按，看他的难受是否加剧。如果加剧，那就是拒按。拒按那就说明里实。一般是里实，例外的以后再讲。那么里热确定了，里实也确定了，就可以确定是三承气汤证了。

三承气汤的脉象，也是多种多样的。比较典型的是沉实有力。沉实有力，其实就是沉实，有力实际是句废话。因为实，就是有力。实脉与虚脉，刚才我们讲了，针对的是脉的跳动力量。实脉是比正常脉有力，虚脉是跟正常脉比起来要无力。沉脉是跟浮脉相对应的。就是脉沉在里面，你轻轻接触是感觉不到的，你按一点点也感觉不到脉跳，你要重重地按下去才能感觉到脉跳。那么沉实，就是又沉又有力。为什么三承气汤容易出现沉实这种脉？因为承气汤证是里实，实在里，也就是病在里。病在里那肯定脉也在里，所以脉沉。为什么脉实？因为有里热啊，有热所以脉有力量。因此三承气汤的脉常常见到沉实，也叫沉实有力，强调一下有力。但是你不要被脉骗了，有时不一定是这个脉。这个大家要结合证，在临床中灵活把握。

那么三个承气汤的具体适用证是什么？它们有什么具体的不同表现？具体的证我就不讲了，以后大家再去慢慢研究《伤寒论》的原文。我只给大家介绍一个大致的框架，先搭个毛坯房，具体的装修就要靠大家自己去装修。因为我现在要是讲太多了，大家肯定越听越乱。所以我只跟大家讲一下三个承气汤证的大致区别。这三个承气汤证，大承气汤证是最严重的，它严重到什么地步，它可能严重到谵语，躁动不安，甚至眼睛直视不转动。如果眼睛直勾勾的，都不知道转了，这个里热和里实就很严重了，那只有大承气汤能解决，小承气汤和调胃承气汤的力量不够。因此，大承气汤证是最严重的。小承气汤证、调胃承气汤证则相对较轻。另外，小承气汤证里实重于调胃承气汤证。调胃承气汤证燥热重于小承气汤证。这个我们可以来看下这三个方。

大承气汤方：大黄 30 克（后下），厚朴 60 克，枳实 36 克，芒硝 24 克（后下）。先沸腾厚朴、枳实 40 分钟，再放入大黄沸腾 5～10 分钟。去渣留汁，放入芒硝沸两下，溶化即可（以上为一副的量。一副仅煮一次。一天服用 1～2 副）。

小承气汤方：大黄 30 克（后下），厚朴 15 克，枳实 22 克。先沸腾厚朴、枳实 40 分钟，再放入大黄沸腾 5～10 分钟（以上为一副的量。一副仅煮一次。一天服用 1～2 副）。

调胃承气汤方：大黄 20 克（后下），芒硝 26 克，炙甘草 10 克。先沸腾炙甘草 30 分钟，再放入大黄沸腾 5～10 分钟，去渣留汁，放入芒硝沸两下，溶化即可（以上为一副的量。一副仅煮一次。一天服用 1～3 副）。

药性我不具体讲。我就大概说一下。大黄是最典型的泻下的药，它能把里面的里实拉下来。芒硝呢，也是泻下的。而且芒硝的清热效果更好。不仅清热，芒硝还能补充液体（津液）。同时它还有软化的作用。就是肚子里面的实物很硬，芒硝能先软化它，再拉下来。厚朴和枳实都是让肠胃之气往下走的，都有消胀的作用。但是厚朴消胀的作用点偏于胸和上腹，枳实消胀的作用点更偏于中腹和下腹。

所以你看大承气汤，这四味药都用，而且量很大，所以大承气汤泻下和清热的力量是非常猛。而且它还不用炙甘草，就是不想让炙甘草来牵制它，它要快速的产生泻下的力量。这是大承气汤。

那么小承气汤，只用了大黄、厚朴、枳实，没有用芒硝。调胃承气汤，只用了大黄和芒硝，再加上了炙甘草。所以这两个方，调胃承气汤证的里实没有小承气汤证严重，因为它还用了炙甘草来缓和泻下的力量，没有用厚朴、枳实。但是调胃承气汤证的燥热比小承气汤证要重一些。因为它用了清热力量最强的芒硝，芒硝还有补充液体（津液）的作用。小承气汤则没有用芒硝。所以，这三个方子，大承气汤证最重，小承气汤证、调胃承气汤证相对较轻。小承气汤证里实重于调胃承气汤证。调胃承气汤证燥热重于小承气汤证。

好，今天的课就到这里。下课。

附：第六讲课后必背要点

1．里热

心烦，口渴，口干舌燥，欲饮冷水，口气烫手，面唇发红，出汗。甚至谵语，躁动不安，眼睛直视不转动。一般是怕热，个别是恶寒。

2．里实

腹胀或腹痛，且拒按。一般是大便干燥，大便难，甚至不大便。但也有个别是下利。

3．白虎汤方

知母 30 克，生石膏粉 80 克，炙甘草 10 克，粳米 40 克。沸腾 50 分钟以上（以上为一副的量。一副仅煮一次。一天服用 1～3 副）。

4．白虎汤证

里热，但里不实。脉一般为洪大。

5．白虎加人参汤方

白虎汤加白参 15 克。煮法、服法同白虎汤。

6. 白虎加人参汤证

白虎汤证加口渴。

7. 三承气汤方

① 大承气汤方：大黄 30 克（后下），厚朴 60 克，枳实 36 克，芒硝 24 克（后下）。先沸腾厚朴、枳实 40 分钟，再放入大黄沸腾 5～10 分钟。去渣留汁，放入芒硝沸两下，溶化即可（以上为一副的量。一副仅煮一次。一天服用 1～2 副）。

② 小承气汤方：大黄 30 克（后下），厚朴 15 克，枳实 22 克。先沸腾厚朴、枳实 40 分钟，再放入大黄沸腾 5～10 分钟（以上为一副的量。一副仅煮一次。一天服用 1～2 副）。

③ 调胃承气汤方：大黄 20 克（后下），芒硝 26 克，炙甘草 10 克。先沸腾炙甘草 30 分钟，再放入大黄沸腾 5～10 分钟，去渣留汁，放入芒硝沸两下，溶化即可（以上为一副的量。一副仅煮一次。一天服用 1～3 副）。

8. 三承气汤证

均为里热加里实。脉一般为沉实有力。大承气汤证最重，小承气汤证、调胃承气汤证相对较轻。小承气汤证里实重于调胃承气汤证。调胃承气汤证燥热重于小承气汤证。

少阳病的代表方证及少阳合病

——小柴胡汤方证、柴胡桂枝汤方证、 大柴胡汤方证、小柴胡汤加减法

大家好！我们接着讲课。讲课之前，我们先简要复习一下上节课的内容。上节课我们讲了阳明病的代表方证有两类，一类是白虎汤证，一类是承气汤证。白虎汤证对应的证是阳明里热，承气汤证对应的证是阳明里实。辨别里热，主要是从心烦，口渴，口干舌燥，欲饮冷水，口气烫手，面唇发红，出汗等方面来辨别的。严重的甚至谵语，躁动不安，眼睛直视不转动。里热一般是怕热，个别会恶寒。辨别里实，主要是看是否拒按，当然同时一般还有腹胀或腹痛，但是一定是拒按的。里实一般是大便干燥，大便难，甚至不大便。但也有个别是下利。那么白虎汤证就是单纯里热，没有里实。口渴明显的要加人参，也就是白虎加人参汤。白虎汤类的脉一般为洪大。承气汤证则是里热加里实。脉一般为沉实有力。大承气汤证最重，小承气汤证、调胃承气汤证相对较轻。小承气汤证里实重于调胃承气汤证。调胃承气汤证燥热重于小承气汤证。

另外，强调一点，大家不要轻易去试药。特别是才学了这么一点，不要去试药，更不要去搞非法行医。凡是药，都是毒。只不过，这个毒，有病病受之，无病人受之。特别是大承气汤，这个方是非常非常凶猛的。张仲景用这个药方，往往都是先用一点点小承气汤，看看喝了后会不会放屁。会放屁才考虑是否用大承气汤，不放屁，根本不敢用大承气汤。这个原理我不解释了，以后大家慢慢细读《伤寒论》的原文。总之张仲景用药都是很谨慎，我们不要轻易去试药。欲速则不达，先老老实实把课学好，把背诵要点背透，一步一步来。

好，我们今天讲第七课，少阳病的代表方证及少阳合病。少阳是位于半表半里，少阳病的提纲证是"少阳之为病，口苦、咽干、目眩也"，再加上另外五个证，共同组成了少阳病的八个主证，我们也叫柴胡八证，这八个证是：口苦、咽干、目眩、往来寒热、胸胁苦满、默默不欲饮食、心烦、喜呕。那么少阳病的代表方证是什么？是小柴胡汤证。小柴胡汤证是最单纯的少阳病代表方证。什么叫最单纯的少阳病代表方证？就是它不夹杂其他经的证，没有夹杂太阳，没有夹杂阳明，没有夹杂太阴。它仅仅是少阳。也就是说，只要出现了少阳病的主证，又不夹杂其他经的证，我们就可以直接适用小柴胡汤。所以小柴胡汤证是什么证？小柴胡证汤证就是以柴胡八证为主，当然可能还有一些别的或然证，它以柴胡八证为主，同时不夹杂其他经的证。

我们来看下小柴胡汤这个方：柴胡40克，黄芩15克，半夏20克，人参15克，生姜15克，大枣20克（撕开），炙甘草15克。沸腾30～40分钟，去渣留汁再沸腾10～20

分钟（以上为一副的量，一副仅煮一次，一天 1～3 副）。

药性我不具体讲了。柴胡这个药是走半表半里的，是疏通少阳的，因为我们知道少阳病是半表半里郁结。黄芩是清少阳之热的，少阳病在半表半里抵抗肯定会产生热，所以要清热。半夏的作用主要有三个，一个是止呕，一个是运化水饮，一个是散结。因为少阳证往往容易呕吐，所以要用半夏。

人参这个药是补充能量的，既补气又补阴，前面我们说了它还能补充人体的液体（津液），总之你知道它是补充能量的就行，以后再慢慢研究。那么小柴胡汤为什么要用人参？因为少阳病之所以出现，就是因为人体的能量不足，才退守半表半里，人体的能量要是充足，在体表就打胜了，根本不用退到半表半里。所以少阳病往往是气尽血弱，气血都比较弱。因此要用人参。人参我都是用白参。党参基本上不管用，党参的能量太小了，而且党参不是人参。

生姜、大枣是运化脾胃的。我们前面也讲过，少阳是寒热错杂，有寒也有热，所以你不能光清热，你也要保护好脾胃，不能把脾胃搞寒了。生姜也有止呕的作用，而且生姜也能运化水饮。大枣补脾胃也补血，姑且先这么说，所谓补血这些概念只是帮助你理解。你将来在实战中，要把这些概念通通丢掉，你心中没有别的，只有方证对应，什么方对应什么证，这是最关键的。炙甘草也是守护脾胃的。

这些药其实也体现了少阳所处的位置。少阳处于什么位置？我们前面讲了，少阳位于太阳与阳明之间，同时少阳也位于阳明与太阴之间。因此与少阳接壤的有太阳、阳明和太阴。这三经都与少阳接壤。所以少阳容易出现一些类似于这三经的证。而小柴胡汤这个方，也体现了这一点。比如说柴胡，柴胡这个药虽然是少阳药，主要是疏通少阳，但是它其实也是发散的，只不过它的发散不同于桂枝和麻黄。柴胡虽然不发太阳之表，但是它发散的方向是指向太阳的。所以柴胡这个药体现了少阳与太阳的接壤。那么再看黄芩，黄芩是清热的。当然黄芩主要是清少阳之热。但是阳明之热它一样也能清。比如白虎汤证，你如果不用白虎汤，就单独用黄芩，大量地用，也是会有一些效果的，当然效果肯定没法跟白虎汤比。总之只要是热，黄芩都能清。只不过我们说黄芩清热侧重于少阳而已。所以黄芩这味药，也体现了少阳与阳明的接壤。再看炙甘草用到了 15 克，桂枝汤的炙甘草只用 10 克。为什么炙甘草用得多，就是为了守护脾胃。半夏、人参、生姜、大枣这四味药，既补充脾胃的能量，又运化水饮。所以炙甘草、半夏、人参、生姜、大枣又体现了少阳与太阴的接壤。所以我们说少阳位于太阳与阳明之间，少阳也位于阳明与太阴之间，小柴胡汤也很好地体现了这点。

　　总之，只要出现了少阳病的主证，也就是柴胡八证，又不夹杂其他经的证，我们就可以直接适用小柴胡汤。当然柴胡八证不要求全部具备，这个临床中灵活把握。那么如果夹杂了其他经的证，比如说既有少阳病的主证，又有太阳病的主证，怎么办？那你就要对小柴胡汤进行加减，或者用小柴胡汤和别的方合在一起，我们叫合方。那么怎么加减、怎么合方？本来我是打算放在后面讲的，等六经的代表方证讲完了，再讲六经合病的方证。但是，因为少阳病太特殊了，它挨着太阳、阳明、太阴，它太容易跟它们交集在一块。所

以，为了方便大家理解和掌握，少阳这一块的合病我决定
先讲。

　　所谓合病，就是二条经或二条以上的经同时存在问题。
除了合病以外，还有并病、系病、属病。但那些对于零基础
的同学来说，太复杂了，所以现在先简单化处理，通通先按
合病称呼。只要是二条经或二条以上的经同时存在问题，我
们暂且都叫合病。那合病的处理原则，有的是同时处理，有
的是先后处理，不是所有都能同时处理的。这个以后再说。
我们先来讲讲少阳病的三种合病。

　　首先是少阳与太阳合病。少阳与太阳合病，就是既有少
阳证，又有太阳证。少阳证是什么？就是前面说的柴胡八
证。太阳证是什么？就是"脉浮、头项强痛而恶寒"。那么
应当怎么处理？就是把小柴胡汤和桂枝汤合在一起，并略做
调整。合在一起之后，这个方子叫柴胡桂枝汤。

　　我们来看下这个方子：柴胡 20 克，黄芩 7.5 克，半夏
10 克，人参 7.5 克，生姜 7.5 克，大枣 10 克（撕开），炙甘
草 5 克，桂枝 7.5 克，白芍 7.5 克。少阳太阳证较重者用量
加倍。沸腾 20 分钟（以上为一副的量，一副仅煮一次，一
天 1～3 副）。

　　这个方子其实就是取了小柴胡汤的一半，合上桂枝汤的
一半，重叠的药不相加。当然如果少阳和太阳的证比较重，
你可以加倍，就说不取一半了。炙甘草用的是桂枝汤的量，
没用那么多，是因为有太阳证，炙甘草用多了怕影响发表。

　　我们再来看少阳与阳明合病。阳明病，我们前面学了，
有阳明里热，有阳明里实。阳明里热的，你可以小柴胡汤加
上石膏，石膏加个 40 克就行了，知母可以不加。因为少阳

毕竟是寒热错杂，少阳与阳明合病的热，跟纯粹阳明的热相比，还是有差别的。我们只需要再加点清热的药就行了。当然如果热确实非常盛的，石膏可以大量用，也可以加上知母，还可以去掉生姜，以免生姜助热。但一般来说，少阳病还是以寒热错杂为主。里热导致口渴的，可以加上天花粉。天花粉也是既清热又补充人体的液体（津液）。心烦或胸痛的，也可以加上瓜蒌实，瓜蒌实这味药又清热，还能破开胸中有热导致的郁结。

那么阳明里实的怎么处理？就是既有少阳证，又有阳明里实的，他的腹部有拒按。你当然可以加上大黄，但是大多数情况下不是直接加，我们还要作减法。张仲景就把小柴胡汤和小承气汤合在一块，去掉了人参、炙甘草、厚朴，再加上了白芍，重新组成了一个新的方子，这个方子就叫大柴胡汤。我们来看下大柴胡汤这个方子：柴胡40克，黄芩15克，半夏20克，生姜25克，大枣20克，白芍15克，枳实20克，大黄15克（后下）。沸腾30～40分钟，去渣留汁沸腾10分钟，最后放入大黄沸腾5～10分钟（以上为一副的量，一副仅煮一次，一天1～3副）。

大柴胡汤把小柴胡汤的人参、炙甘草去掉了。为什么要去掉人参，因为人参比较补，它对大黄泻下会有阻碍作用。炙甘草也是，炙甘草有缓和的作用。这里是要赶紧拉下来，你还用炙甘草去缓和，就不太合适。当然，如果这个人很虚，人参、炙甘草你也可以用，不是说一律不能用。这个就要在临床中灵活把握。而且你用量的大小，也是要灵活把握。那么它加了小承气汤进来，当然厚朴去掉了。但是如果它的上腹特别胀，厚朴也可以用。为什么加白芍？白芍这个药有补阴的作用，它能补充肌肉、筋骨的柔和度。因为大柴胡汤证的病人容易出现腹部痉挛或者四肢拘急。另外，大柴胡汤的生姜用得比较重，25克。主要是两个考虑：第一是大柴胡汤容易出现呕吐，而且呕吐往往比较严重，生姜是止呕的，所以要大量用；第二是因为少阳病是寒热错杂，你不能全是寒凉的药，你看黄芩、大黄、枳实全是寒的。必须用生姜来护好脾胃。因此生姜的量用得比较大。当然，如果热确实很盛的，可以去掉生姜，以免生姜助热。还可以加上石膏，也可以加上知母。但一般来讲，少阳病还是以寒热错杂为主。

好了，我要接着问了，为什么合的是小承气汤？能不能合大承气汤？一般是不合大承气汤的。因为少阳病是半表半里，它即使夹有阳明里证，跟那种纯粹的阳明里证还是不一样的。大柴胡汤证与小柴胡汤证比，肯定是小柴胡汤证的气血更虚。但是，大柴胡汤证一样存在气血虚的问题。只不过轻些而已。所以你只能合力量较小的小承气汤，一般不能合大承气汤。但也不能绝对而论，如果确实热盛，里实非常严重，超出了大柴胡汤证的范围，有大承气汤证的趋势，但柴胡证又仍在的，也可以合上减量的大承气汤。再严重下去，就可能不是大柴胡汤证了，可能就直接用大承气汤了。若完全变成大承气汤证了，你用大承气汤合大柴胡汤，还不如直接用大承气汤的效果好。

我们再来看少阳与太阴合病怎么处理。太阴病的主证很多，但我们重点是抓住脾寒。只要少阳病，同时出现脾胃寒，我们就可以把它看成是少阳与太阴合病。但是这个脾胃寒，还没有寒到腹泻的地步。如果寒到了腹泻的地步，一般就不再是少阳病了。因为寒到了那种地步，人体的能量就连半表半里这块阵地都守不住了，只能完全退守到人体里面，那就是完全的里证了，也就是纯粹太阴证。出现了这种情况，你就直接按太阴病来处理了。只是说它有脾寒，但还没有寒到典型的太阴病那种地步，我们就按少阳与太阴合病来处理。当然不是说少阳就没有腹泻，不是这个意思。因为腹泻不一定是寒，热很严重一样会腹泻。比如大柴胡汤证，一样可能会腹泻。但那是热证的腹泻。我们现在讲的是少阳与太阴合病，是少阳病同时出现脾胃寒。

那么少阳病出现了脾胃寒怎么处理，一般就是小柴胡汤加干姜。如果是咳嗽的，你要加干姜和五味子。因为这里的咳嗽，是因为脾胃寒，脾胃寒导致水饮泛滥。水饮泛滥往上走，就会影响肺的呼吸功能。肺的呼吸功能受影响，就容易咳嗽。所以要用干姜温脾胃，运化水饮，同时用五味子把肺气降一下。干姜一般用 10 克，量不要大，因为少阳证是寒热错杂，要是干姜的量大了，可能会影响清热的效果。当然如果脾胃寒严重一些，比如咳嗽痰比较多的，你可以把干姜的量加到 15 克。但五味子的量不要大，用 8～10 克就行了。因为五味子这个药是往回收的，用量大了，一下子收太猛就会影响整个方的效果。在《伤寒论》里面，小柴胡汤后面是有一段加减法的。那个加减法不是张仲景的原文，是后人加进去的。我就不展开论证了，你们知道是后人加的就行。那么这个加减法，有些是有道理的，有些则是不对的。比如说它对小柴胡汤证的咳嗽，加了干姜五味子，但是去掉人参和大枣。人参和大枣是不能去掉的。特别是人参不能去。我们知道人参补气，大枣补血。小柴胡汤证是气血都比较虚，你没有这两味药，柴胡就很难疏通少阳。就像我们打拳，表面上是用的臂力，其实要靠腰发力。真正练武术或者练拳击散打的人就懂。你只有腰发力，拳头打出去才有力量。光用手臂发力，是没多少力量的。小柴胡汤也是如此，柴胡是手臂，人参、大枣是腰。只有人参大枣在里面提供能源，柴胡疏通少阳才有力量。这个我也是做多次对比的。你要是把人参大枣去掉，特别是人参去掉，小柴胡汤治愈的效果大打折扣，效率也变慢。而且就算治好了，也会感到很累。为什么会感到累？因为柴胡消耗了你太多的能量。它必须消耗啊，它不消耗哪来的力气疏通少阳。而你又没有用人参大枣给他同步补充能量。所以小柴胡汤，你尽量不要去掉人参大枣，特别是人参，不能去掉。

少阳与太阴合病，其实还有一个方，叫柴胡桂枝干姜汤。这个我们就不讲了，以后大家读《伤寒论》再慢慢研究。其实我们很多直接通过小柴胡汤加减就可以解决。我再介绍几种加减法。第一，小柴胡汤证而腹痛的，可以去掉黄芩，加白芍15克。加白芍是因为白芍能补充肌肉筋骨的柔和度，腹部疼挛拘急，白芍是可以治的。去掉黄芩，是因为黄芩太寒，当然你也可以加上干姜，这个灵活把握，看它的脾胃寒不寒。有些虽然腹痛，但热证还比较明显的，那就不要去掉黄芩，直接加上白芍就行了。第二，小柴胡汤证而胁肋痞硬特别严重的，可以加牡蛎20克。牡蛎有软化硬结的作用。胁肋硬满不严重的，你不加牡蛎也行。主要是把少阳疏通了，这些证也就消失了。第三，是小便不利，心下悸、心悸的，可以加茯苓20克。小便不利，一般就是小便不通畅，或者小便特别少，心下悸，就是心口下面这里感到跳动，心悸，就是心脏跳得很明显，你自己都能感觉到，甚至出现心慌。这是什么原因呢？这是水饮泛滥。水饮泛滥于下，就容易小便不利，小饮泛滥于上，就容易心下悸或者心悸。当然它这个水饮泛滥不是单纯水饮的原因，这个水饮跟少阳郁结有关系。这种你就要加茯苓20克。如果脾胃寒的，你要把黄芩去掉，甚至加上干姜，当然也有可能黄芩与干姜同用，因为寒热错杂嘛，这个也需要灵活把握。还有上面的那些加减法，也有可能多方面加减，比如胁肋硬满又脾胃寒的，你可以把牡蛎和干姜都加上。

那么有没有少阳与太阳、太阴三经合病的？也就是少阳、太阳、太阴都有问题？当然有。比如出现了少阳证又怕冷明显，同时还咳嗽，这就是少阳、太阳、太阴合病。那你就用柴胡桂枝汤加干姜、五味子就行了。

再拓展一下，有没有少阳与阳明、太阴三经合病的？也就是少阳、阳明、太阴合病的？也有，但很少。因为阳明与太阴合病的本来就少见。但确实也有。比如说，有少阳证，同时腹部拒按，这是里实了。但这个人又脾胃寒，甚至咳嗽。那你就用小柴胡汤合上小承气汤再加干姜、五味子，白芍也可以加上。为什么不去人参、炙甘草？因为他有太阴的问题，脾胃比较虚，人参、炙甘草还是用上好。但这些也不是绝对的，气血不虚的，直接用大柴胡汤加干姜五味也可以。你在临床中灵活把握，量大量小也可以灵活把握。

总之，单纯少阳病，不夹其他经，直接用小柴胡汤。夹了其他经，你就用合方，或者进行加减，通过合方或加减把所涉及的经都照顾到。今天课的内容比较多，课后大家好好消化。下课。

附：第七讲必背要点

1．小柴胡汤方证

① 小柴胡汤方：柴胡40克，黄芩15克，半夏20克，人参15克，生姜15克，大枣20克（撕开），炙甘草15克。沸腾30～40分钟，去渣留汁再沸腾10～20分钟（以上为一副的量，一副仅煮一次，一天1～3副，人参用白参）。

② 小柴胡汤证：单纯少阳病（柴胡八证），不夹其他经。

2．柴胡桂枝汤方证

① 柴胡桂枝汤方：柴胡20克，黄芩7.5克，半夏10克，人参7.5克，生姜7.5克，大枣10克（撕开），炙甘草5克，桂枝7.5克，白芍7.5克。少阳太阳证较重者用量加倍。沸腾20分钟（以上为一副的量，一副仅煮一次，一天1～3副）。

② 柴胡桂枝汤方证：少阳与太阳合病。即既有柴胡八证，又出现了太阳主证。

3．大柴胡汤方证

① 大柴胡汤方：柴胡40克，黄芩15克，半夏20克，生姜25克，大枣20克，白芍15克，枳实20克，大黄15克（后下）。沸腾30～40分钟，去渣留汁沸腾10分钟，最后放入大黄沸腾5～10分钟（以上为一副的量，一副仅煮一次，一天1～3副）。

② 大柴胡汤证：少阳与阳明（里实）合病，即出现柴胡八证又有腹部拒按者。

4．小柴胡汤的加减

小柴胡汤，加干姜10～15克、五味子8～10克。治少阳与太阴合病，即有柴胡八证而咳嗽者。不咳嗽但脾寒者，不加五味子。

小柴胡汤，加生石膏 40 克。治少阳与阳明（里热）合病。即小柴胡汤证而里热严重者。

小柴胡汤，加天花粉 20 克。治小柴胡汤证而口渴者。

小柴胡汤，加全瓜蒌 15 克。治小柴胡汤证而心烦、胸痛者。

小柴胡汤，去黄芩，加白芍 15 克。治小柴胡汤证而腹痛者。有热不去黄芩，脾寒加干姜。

小柴胡汤，加牡蛎 20 克。治小柴胡汤证而胁肋痞硬严重者。

小柴胡汤，加茯苓 20 克。治小柴胡汤证而小便不利、心下悸、心悸者。脾寒去黄芩，或加干姜。

太阴病、少阴病的代表方证

——理中汤方证、四逆汤方证

大家好！我们接着讲课。讲课之前，我们先简要复习一下上节课的内容。上节课，我们讲了少阳病的代表方证。少阳病的代表方证就是小柴胡汤证。小柴胡汤证是单纯少阳病，如果只有柴胡八证，没有夹杂其他经，那就直接用小柴胡汤。如果既有少阳证，又有太阳证，这就是少阳太阳合病，用柴胡桂枝汤。如果既有少阳证，又有阳明里实证，那就用大柴胡汤。

我们还讲了小柴胡汤的各种加减法。如果出现小柴胡汤证又咳嗽的，用小柴胡汤加干姜 10～15 克、五味子 8～10克，这属于少阳与太阴合病，当然如果不咳嗽，只是脾胃寒，就不加五味子。如果出现小柴胡汤证又里热严重的，属于少阳与阳明里热合病，用小柴胡汤加生石膏 40 克。如果出现小柴胡汤证又口渴的，用小柴胡汤加天花粉 20 克。如果出现小柴胡汤证又心烦、胸痛的，用小柴胡汤加全瓜蒌15 克。如果出现小柴胡汤证又腹痛的，用小柴胡汤，加白芍 15 克，同时去掉黄芩，脾寒的还可以加干姜，当然有热就不去黄芩。出现小柴胡汤证而胁肋痞硬严重的，用小柴胡汤加牡蛎 20 克。出现小柴胡汤证又小便不利、心下悸、心悸的，用小柴胡汤加茯苓 20 克，脾寒去黄芩，也可以加干姜。这些在临床中要灵活把握。这是上节课的内容。

现在我们接着讲第八课。今天的课我们把太阴病的代表方证和少阴病的代表方证一起讲。首先来看太阴病的代表方证。太阴病，我们知道，太阴在里，太阴病的提纲证是"太阴之为病，腹满而吐，食不下，自利益甚，时腹自痛。若下之，必胸下结鞕"。太阴病出现这些证的原因是脾寒。这些大家应当都背得很熟了。那么太阴病的代表方证是什么？太阴病的代表方证就是理中汤证。理中汤证是最典型的太阴证。只要出现了太阴病的主证，也就是腹满而吐，食不下，自利益甚，时腹自痛。若下之，必胸下结鞕，我们都可以用理中汤。所以理中汤的适用证，就是太阴病的主证。另外要注意一点，理中汤证是脾胃寒，这个寒是纯寒，它没有夹热。它跟少阳太阴合病不同。少阳太阴合病大家还记得用什么方吗？我们前面讲了，用小柴胡汤加干姜。这个小柴胡汤加干姜证，虽然也脾胃寒，但它是寒热错杂，它是有寒也有热。但是理中汤证只有寒，没有热。它正好跟阳明病是相反的。阳明病不仅是里热，而且是纯热，只有热没有寒。总之，只要是里寒，没有热，出现了腹满腹胀，呕吐，食不下，腹泻，腹痛，胸下结鞕，都可以用理中汤。特别是腹泻，它就更典型了。出现了腹泻，就是很严重的太阴证了。

好，我们来看下理中汤这个方：人参 15 克，干姜 15 克，炙甘草 15 克，白术（zhú）15 克。沸腾 40 分钟（以上为一副的量，一副仅煮一次，一天 2～3 副，人参用白参）。

大家背三遍。

　　我们先看干姜。干姜这味药是最典型的温脾胃的药，也是温脾胃效果最好的药。温脾胃这方面，它比附子还要强。当然温少阴（对应脏腑就是心肾）、温心肾这方面，是附子最强。但是温太阴也就是温脾胃这方面，是干姜最强。干姜第一温脾胃，第二也能运化水饮。理中汤证是脾胃寒，而且往往会有水饮，所以必须用干姜。

　　白术这味药主要是运化水饮的，也能便小利，当然它也有补脾胃的作用。另外大家要注意，有的医家认为理中汤用的是苍术，不是白术。这个观点我不太认同。我认为就是白术。这个效果我是做过对比的，我就不展开论证，你知道是白术就行了。当然用苍术也有效果，但白术更佳。炙甘草是守护脾胃的，这个不多讲。

　　最后要讲的就是人参。其实人参应当放在最前面。因为理中汤也叫人参汤，可见人参的重要性。人参这味药是既补气，又补阴，还补充人体的液体（津液）。理中汤证是人体很虚寒，不仅寒，还很虚，缺少能量。它比少阳病还虚。少阳病我们知道，气尽血弱，气血都弱，所以才退守半表半里。理中汤证更虚，所以完全退到人体的里面。因此理中汤证必须补充能量。但是补充能量不是你想补充就能补充的，特别是在理中汤证出现腹泻的情况下，其他补药根本都补不进来。你别看那些补药很补，有的说补血，有的说补肾，有的说补精，还有的说补充维生素、补充脑细胞、提高免疫力等等，通通补不进来。因为理中汤证人体的脾胃太弱了，这些补药根本就运化不了，更别提吸收。运化不了，这些所谓的补药就成为脾胃的负担，成为我们人体的敌人。那怎么办？一方面人体需要补，另一方面一般的药又运化不了，怎么办？只有用人参，只有人参补得进来，也只有人参能运化得了。因为人参本来就是补脾胃之气的，本身就是强化脾胃的功能的，而且它能通过补脾胃来补充人体其他方面的能量。它不光补气，还补充液体（津液）。所以你也可以说人参补阴又补阳。这就是理中汤用人参的原因。所以理中汤还有另外一个名称，叫人参汤。但是你不要用党参哦，党参不是人参，根本就不是一个系列。你就用白参。

理中汤这个方讲完了，我们再讲下它的加减法。《伤寒论》在理中汤的后面有一段加减法。这段加减法不是张仲景的原文，是后人加进去的。我就不展开论证了，你知道有这回事就行了。那么这段加减法，有的有道理，有的没道理，我们就不管它了。我们讲一讲理中汤常用的加减法。

理中汤证出现呕吐的，可以在理中汤的基础上加生姜20克。因为生姜止呕。

理中汤证又腹痛明显的，把理中汤的人参用量加大，人参加大到23克。因为这里的腹痛，第一是因为寒，第二是因为它的阴不足，所以腹部发生痉挛。发生痉挛而痛，为什么不用白芍？前面我们讲过，白芍也补阴，也治腹痛痉挛。因为理中汤证这种情况根本不能用白芍。特别是在腹泻的情况下，一点白芍都不能用。你加一点白芍进去，就毁了整锅理中汤。为什么呢？因为一是白芍偏寒，我们知道理中汤证是非常寒的，你不能再用寒药。二是白芍有点滑肠，这种情况下你只要加一点滑肠的药，它就又泻了。所以寒性的腹泻绝对不能用白芍。当然热性的腹泻你可以用，那是另一回事。那么白芍这些补阴的药不能用，怎么办？你就加大人参的量。因为人参也补阴，而且人参补阴却不损害人体的阳气，脾胃也能运化得了，也吸收得了。因此，理中汤证腹痛明显的，你可以把人参加到 23 克。

理中汤证又有心悸或者小便不利的，可以用理中汤加茯苓 20 克。心悸，就是心猛跳，这是水饮泛滥于上，小便不利，就是小便不通畅，或者小便特别少，那是水饮泛滥于下。不管是水饮泛滥于上，还是水饮泛滥于下，都可以加茯苓增强运化水饮的力量。当然主要是靠理中汤，因为这个水饮是脾胃虚寒导致的。

理中汤证又出现了轻微的少阴证，比如手足凉，恶寒之类的，用理中汤加炮附子 15 克。这其实就是太阴与少阴合病了。附子是少阴病的主药，你可以加上炮附子。当然如果少阴证比较明显了，你就不要用理中汤加炮附子了。你用什么？直接用四逆汤。因为少阴病往往本来就同时有太阴证。你也可以理解为典型的少阴病本身就是少阴与太阴合病。只不过，太阴为主、少阴为辅的，你可以用理中汤加炮附子。少阴为主、太阴为辅的，你就要直接用四逆汤了。四逆汤等下再讲。

我们再讲最后一种加减法，有理中汤证又出现了太阳证的，其实就是太阴与太阳合病。当然太阴与太阳合病不止这一种，还有很多种，那些我们下节课再讲。那么理中汤证又出了太阳证的，我们就用理中汤加桂枝 20 克，同时炙甘草加大至 20 克。这个方子叫作桂枝人参汤。理中汤也叫人参汤，加上桂枝（桂枝要后下），这个方就叫桂枝人参汤。桂枝我们知道，它是发表的。桂枝人参汤就是以温补脾胃为主，再稍稍地发下表。那么桂枝的量是不是用太大了？

不大，一是因为桂枝没有配生姜，它的发表的力量不会太强。二是因为炙甘草用到 20 克，它牵制了发表的力量。三是因为人参偏补，人参也牵制了发表的力量。总之，就是稍稍地发下表就行了，以温里为主。当然，如果不严重，可以把整个药量全部缩小，但要保持这个比例。这个比例是最重要的。特别是初学者，不建议突破药典。那么这里还有个问题：为什么不用理中汤合上桂枝汤？我们前面学了，少阳与太阳合病，用小柴胡汤合上桂枝汤，也就是柴胡桂枝汤。为什么这里不直接合上桂枝汤？你想一想，这种情况下，还能用白芍吗？显然不能，它腹泻啊。所以直接加桂枝就行了。当然，如果脾胃好一些，太阴没有虚到理中汤证这么寒，但太阴还是有点偏寒，你也可以用理中汤合桂枝汤，这个灵活把握。

好，现在我要多问一句了，出现理中汤证，又出现了一点点少阴证，用理中汤加炮附子；出现理中汤证，又出现了太阳证，用理中汤加桂枝。那么如果理中汤证、太阳证、少阴证同时出现，能不能用理中汤加炮附子再加桂枝？是可以的，但前提是，少阴证很轻微。如果少阴证比较明显了，你就不能这么用了，必须先治里，后治表。还有太阴证严重的，也不能加桂枝。为什么太阴、少阴里证严重的要先治里、后治太阳之表？因为现在敌人把我们的京城包围了，京城都快被攻陷了，你必须把全部力量用来守护京城。你如果还派一些军队去边境杀敌，就亡国了。所以必须先解京城之围，再去打边境之敌。因此，有些病，可以几方面同时治，但有些病，必须讲究先后顺序。

好，我们在讲理中汤的同时还顺便讲了太阴与太阳合

病。下节课我们还要专门讲太阴与太阳合病。下面我们讲少
阴病的代表方证。少阴病的主证是什么？大家应当背得很熟
了：脉微细，但欲寐，恶寒，手足厥冷，下利清谷。那么出
现这个证，用什么方？用四逆汤。四逆汤证就是少阴病的代
表方证。当然四逆汤证不仅是少阴有问题，太阴也有问题。
所以太阴病会出现的主证，在四逆汤证里也往往会出现，而
且更严重。你看它不仅腹泻，而且腹泻到下利清谷的地步，
食物根本没消化就拉下来了，"灶"里面一点火都没有。而
且还手足厥冷，脉微细。这个是很严重，也很危险，必须用
四逆汤。用理中汤管不管用？用理中汤也会有些作用，但是
效果不如四逆汤。特别是在生命危急关头，理中汤可能救不
了这个人的命，但四逆汤可能救得了。那么除了这些主证，
也就是脉微细、但欲寐、恶寒、手足厥冷、下利清谷之外，
四逆汤证还容易出现一些或然证，主要有：吐，汗出，四肢
拘急、腹痛、腹胀、面唇发紫等。主证我们不讲了，因为之
前讲六经辨证的基本框架时讲过。我们就讲下或然证。当然
主证也不一定全出现，只是说主证比较典型，不是说它就一
定出现。

　　好，我们先看吐。吐很好理解，太阴也会吐嘛。汗出，
为什么会汗出？因为里面太寒了，能量守不住了，人体的能
量有消散的趋势，所以会汗出。四肢拘急等下再讲。腹痛腹
胀，太阴病也会出现，这个不说了。面唇发紫，这个很重
要，人体在很寒的情况下，会出现面唇发紫。这种情况你要
赶紧温。

　　最后我们看四肢拘急。讲四肢拘急，我们顺便把四逆汤
这三味药一起讲。四肢拘急，就是四肢僵硬，甚至抽筋。这

就是人体的阴不足了。我们不是说少阴病是寒吗？寒的话应当是阳不足，为什么会阴不足？因为阴阳本来就是互相转换、互相支持的。人体的阳不足，到了一定程度，它就会导致阴不足。阴不足，人体的液体（津液）也就不足，肌肉筋骨失去液体（津液）的滋养，它就容易拘急。那么阴不足，是不是就补阴？不对，这种情况，你补阴根本补不进去，脾胃根本就运化不了，只会进一步损害脾胃。你只能通过温脾胃，让脾胃运化起来。脾胃只要能运化，它就能提供各种能量，包括阳的能量，也包括阴的能量。所以脾胃是转化阴阳的关键。这就是用四逆汤的原因。干姜温脾胃，附子温心和肾，当然附子也能温脾胃。炙甘草也是补脾胃的，但它不仅仅补脾胃，他也能补充人体的液体（津液）。四逆汤证太寒了，不能用补阴的药，只能加大炙甘草的量，有了炙甘草，阴阳就能转换了。

　　现在我要多问一句了。四逆汤为什么不用白术？四逆汤证这么寒，肯定也是有水饮的。前面学了理中汤，我们都知道白术能运化水饮，还能补脾胃，那么为什么四逆汤不用白术？如果是比较轻的四逆汤证，你加上白术也可以。但如果是严重的四逆汤证，那就一定不能加白术。为什么？因为白术利小便。利小便，就会分散力量。现在要集中人体全部力量来温里，你还分散力量去利小便，这就会对四逆汤的效果产生负面的作用。不是说小便不该利，而是这个时候你要集中全部力量解决最危急的问题。

　　好，这个我们不多说了，下面再专门讲下附子。附子这味药是温少阴的主药。生附子是剧毒的，如果你没有达到相当高的水平和相当丰富的经验，建议你不要用生附子，用炮附子代替，量可以大些。当然你一般也买不到生附子，药店是没有生附子卖的。当然可能有人说，我把生附子先煮两三个小时行不行？当然也可以，但你煮了那么久，就相当变成炮附子了，那还不如直接用炮附子。那么什么是炮附子？炮附子，就是用生附子埋在沙土里，像烤地瓜那样，把它煨熟。或者放在锅里直接炒熟。要熟到什么程度才算熟？你把附子掰开，看到断截面是黄色的，火候才到了，如果是白色的，就还没熟。半生半熟就容易中毒，生的就更容易中毒了。这种直接像烤地瓜一样煨熟或者炒熟的炮制方法，才符合张仲景的炮制方法。但是这种炮附子，很少有药店卖。现在药店里的都是什么附子？药店里的附子一般叫制附子，是把生附子放在胆巴水中泡，泡了又煮，煮了后把水倒掉，又重新换新的胆巴水中泡，又煮，又倒掉，如此反复几次。所以，这个所谓的制附子，其实已经变成药渣了，药性很小很小。所以有些中医，制附子一用就是一百克。为什么他们用这么大的量，因为这已经不是张仲景那种附子了，这些制附子基本上都成了"药渣"，它的药力太不足了。药性不足，那么毒性呢？毒性却有余。因为制附子是用胆巴炮制的，胆巴含量多了反而容易中毒。所以这种胆巴炮制的制附子反而不好。如果要用，建议先煮两个小时。所以，这里面反映了很多问题，真正符合张仲景时代的炮制方法，基本不怎么使用，一些不符合张仲景要求的炮制方法，反而成为标准的炮制方法。这个我就不多讲了。

对于四逆汤的用量，如果病情比较严重，可以加大用量。如果药店买得到，附子最好用张仲景炮制方法的炮附子。实在没有，只有制附子，你可以适当加大点量，同时延长煎煮时间，把附子先煮两个小时。但是大家最好不要突破药典的规定。突破药典，你的风险就很大。我不是反对一些医家附子用上百克，我不反对，有些我还赞同。根据具体情况，该重则重，有的时候不用这么重，根本救不回来。但是，你要知道，凡是医学，都有风险，这个风险不一定是药方的风险，而是各方面的风险。所以大家一定要保护好自己，不要轻易去突破药典的规定，特别是有毒的药材，不要轻易突破药典的规定。总之，附子这个药，一定要经验丰富才能用，大家不要轻易去试，更不要搞非法行医。

附子这个药有毒，所以有必要把解毒的方法告诉大家。附子中毒，最开始是口舌发麻，脸发麻。接着会感觉冲击波从四肢冲向心脏。再严重的就又吐又泻，气喘，最严重的话最后四肢厥冷，牙关咬紧，心脏衰竭而死。解附子毒最好的就是生姜和生甘草。是生甘草，不是炙甘草，炙甘草解不了附子毒。如果出现了附子中毒，立即用生姜200克、生甘草200克，煮水喝。轻的喝一半，严重的一次喝完。附子中毒发作很快的，严重的中毒你根本来不及煮生姜和生甘草。等到牙关咬紧，你煮好了也喂不进去了，除非用鼻饲管。所以一定要快，最快的方法就是直接吃生姜，直接吃几十克，吃20克到50克这样子。没有生姜，就先喝蜂蜜。可以多喝些，喝个半碗一碗的都可以。但是必须是真蜂蜜，现在假蜂蜜太多了。最好的方法就是吃生姜，洗一下直接用嘴咬着吃。紧急情况下甚至不洗都行，因为这是救命，管不了那么多。这是附子中毒刚开始的解毒方法。但如果到了上吐下泻、四肢厥冷的地步，就不是生姜这些能解得了的了。怎么解？用大剂量煮透的四逆汤，喂给他喝。听到这里你可能有点晕了，他本来就是附子中毒，你还喂四逆汤给他喝。因为这种情况，他的阳气已经快散光了，上吐下泻、四肢厥冷，这不就是四逆汤的适用证吗？你别管他是什么中毒，有什么证，你就用什么方。但是这个附子要煮透，用煮透的四逆汤来救他。这个需要有非常丰富的临床经验，大家知道有这么回事就行了，不要去试。你水平不够，就不要逞强，该送医院急救的，就送医院急救。因为中毒严重的时候，牙关紧闭，你有解药都喂不进去。医院毕竟有这方面的急救设备，如鼻饲管、输液措施、除颤仪等等。没必要逞强。当然最好的方法就是防患于未然，不要出现中毒。所以大家学医不要心急。

　　最后，我再讲一点，就是脾胃寒怎么鉴别。如果是典型的太阴证，它好鉴别。典型的少阴证也好鉴别，因为它比太阴证还严重。关键就是一些轻微的太阴证，比如虽然脾胃寒，但是没有腹泻，也没有呕吐，也没有腹痛腹胀，那怎么知道它是否脾胃寒？甚至还有的出现了一些热证，又不知道它是纯粹的热证，还是寒热错杂。现在告诉大家一个最简单的方法，你问他喝了冷水或者吃了寒凉的水果，比如西瓜，吃了这些生冷寒食之后，会不会出现肚子不舒服的症状。所谓肚子不舒服的症状，就是指腹痛、腹胀、腹泻或大便不成形之类。如果喝了冷水或吃了西瓜之后，会出现肚子不舒服，那他的脾胃肯定是寒的。即便有热，也是其他地方热，但脾胃是寒的，也就是说，即便有热，也不是纯热，而是寒热错杂。

　　那么喝了冷水或吃了西瓜之后，没有出现肚子不舒服，是不是脾胃就不寒，这个就不一定了，不能反推。你要结合他的脉象、他的气色、他的精神状态等方面进行全面考察。

但如果他喝了冷水或吃了西瓜之后，他觉得反而更舒服，这种情况一般来说脾胃就不寒了，甚至可能他的阳明还有里热，那么你要结合他是否心烦、是否口气烫手、是否口干舌燥、是否面唇发红等方面来考察他是否是阳明里热。这些方法在阳明病的代表方证里讲过，大家课后可以再回顾一下。

好，今天的课就讲到这里，课后大家把理中汤方证和四逆汤方证背熟。下课！

附：第八讲课后必背要点

1．太阴病代表方证

① 理中汤方：人参 15 克，干姜 15 克，炙甘草 15 克，白术 15 克。沸腾 40 分钟（以上为一副的量，一副仅煮一次，一天 2～3 副，人参用白参）。

② 理中汤证：典型的太阴病，即"太阴之为病，腹满而吐，食不下，自利益甚，时腹自痛。若下之，必胸下结鞕。"

③ 理中汤加减法

理中汤证而呕吐者，理中汤加生姜 20 克。

理中汤证而腹痛明显者，理中汤中人参加至 23 克。

理中汤证而心悸、小便不利者，理中汤加茯苓 20 克。

理中汤证出现轻微少阴证者，用理中汤加炮附子 15 克。

理中汤证又出现太阳证者（太阴太阳合病），理中汤加桂枝 20 克，炙甘草加至 20 克，又叫人参桂枝汤。

2．少阴病代表方证

① 四逆汤方：炙甘草 15 克，干姜 12 克，炮附子 15 克

（先煮）。病重者可将用量加大。先持续沸腾炮附子两小时，再放入其他药煮40分钟（以上为一副的量，一副仅煮一次，一天2副。原方用生附子，建议用炮附子）。

② 四逆汤证：典型的少阴病。即脉微细，但欲寐，恶寒，手足厥冷，下利清谷。其他或然证：吐，汗出，四肢拘急、腹痛、腹胀、面唇发紫等。

③ 注意附子有毒。建议不要用生附子。而且附子要久煮，先持续沸腾两小时。解附子毒的方法：直接嚼生姜20～50克。同时，用生姜200克、生甘草200克煮水，轻者喝一半，重者一次喝完。真蜂蜜也可解附子毒，急服半碗至一碗。

太阳太阴合病的主要方证

——桂枝人参汤方证、五苓散方证、苓桂术甘
汤方证、小青龙汤方证

大家好！我们接着讲课。讲课之前，我们先简要复习一下上节课的内容。上节课我们讲了太阴病的代表方证和少阴病的代表方证。其中太阴病的代表方证是理中汤证。理中汤证是纯寒，是典型的太阴病，只要出现了太阴病的主证，也就是"太阴之为病，腹满而吐，食不下，自利益甚，时腹自痛。若下之，必胸下结鞕"，就可以用理中汤。我们还讲了理中汤的各种加减法。其中，理中汤证而呕吐的，理中汤加生姜20克。理中汤证而腹痛明显的，理中汤中人参加至23克。理中汤证而心悸、小便不利的，理中汤加茯苓20克。理中汤证出现轻微少阴证的，用理中汤加炮附子15克。理中汤证又出现太阳证的，也就是太阴太阳合病，理中汤加桂枝20克，炙甘草加至20克，这个方又叫桂枝人参汤。那么少阴病的代表方证是四逆汤证。四逆汤证是典型的少阴病，它的适用证也就是少阴病的主证，即脉微细，但欲寐，恶寒，手足厥冷，下利清谷。当然它还可能出现其他或然证，

比如吐，汗出，四肢拘急、腹痛、腹胀、面唇发紫等。

这是上节课的内容。我们接着讲第九课：太阳太阴合病的主要方证。太阳太阴合病主要有哪些方证？有很多，但是我主要讲这几个：一是桂枝人参汤证，二是五苓散证，三是苓桂术甘汤证，四是小青龙汤证。桂枝人参汤，就是理中汤加桂枝，这个我们在上节课就讲了，就是既有理中汤证，又有太阳证。这个太阴证是比较严重的，所以用理中汤温里为主，用桂枝稍微发表为辅。这个方就不再讲了。

我们来看五苓散证。五苓散证这个方证非常重要，应用也是非常广的。五苓散证是什么原因形成的呢？首先是太阳之表受到了外邪的入侵，这个外邪一般是风寒。风寒入侵太阳之后，在太阳病阶段，一般会形成桂枝汤证或麻黄汤证。但是有些病邪不走寻常路。它怎么走？它往膀胱走。为什么会往膀胱走？因为足太阳膀胱经，太阳对应膀胱。病邪到了膀胱，就会影响膀胱的功能。膀胱的功能受影响，就会小便不利，严重的话甚至根本就尿不出尿。小便不利，水饮就排不出来。排不出来就会到处泛滥。但一方面是水饮到处泛滥，另一方面人体却非常缺水。为什么缺水？因为废水排不出去，新水就进不来。就相当于你在大海中，水多得很，但都是海水，不能喝，我们缺的是淡水。这就是五苓散证的原理，就是病邪侵犯了太阳之表，顺着太阳经进入了膀胱，膀胱功能失常导致废水排不出来，废水排不出来，新水就进不去，于是一方面人体缺水，另一方面废水一大堆。

明白了这个原理，我们就来看一下五苓散证的主证和或然证。五苓散的主证主要有三个：小便不利，口渴，脉浮。或然证有：轻微恶寒，身痛，水逆，心下痞，眩晕，腹泻。

我们先背三遍。

好，现在我把主证和或然证放在一块，重新组合。重新组合之后可以分为两组。第一组是：脉浮，轻微恶寒，身痛。第二组是：小便不利，口渴，水逆，心下痞，眩晕，腹泻。这两组，第一组是太阳证，第二组是太阴证。所以五苓散证也属于太阳太阴合病。我们先看第一组。脉浮，这是太阳证了，太阳证是脉浮。轻微恶寒，也是太阳证。为什么恶寒比较轻微？因为五苓散证，病邪很大部分往膀胱走了，所以体表的恶寒一般不会太严重，有的甚至不恶寒。再看身痛，身痛就包括全身了，包括头痛颈痛等等，这也是太阳证。所以第一组，体现了太阳病的主证，外邪侵犯了太阳。

再来看第二组。首先，是小便不利。这是太阳之表邪顺着太阳经入侵了膀胱，膀胱功能失常导致小便不利。接着看口渴。为什么会口渴？因为废水排不出去，新水就吸收不了，吸收不了，人体就缺水，所以口渴。再看水逆。什么叫水逆？就是你喝水进去之后，很快就呕吐出来。甚至一喝就呕吐。一喝水就呕吐，就叫水逆。为什么喝水会呕吐？因为你的人体已经被废水占满了，新水喝进去没地方容纳，就只能吐出来。所以它会出现非常奇怪的证，一方面口渴想喝水，另一方面水一喝进去就吐，就是因为水饮泛滥，废水占满了人体。再看心下痞。什么叫心下痞？心下就是心口下面这里，上腹顶部。痞，就是痞满，胀满不通。就是你会感觉心口下面这里也就是上腹顶部这里胀满不通。这是什么原因导致的？就是水饮导致的，水饮泛滥于心口下，于是就心下痞。再看眩晕。眩晕是因为水饮泛滥于上，水饮沿着胸往头上冲，就会出现眩晕。而且这个眩晕往往是很严重的，你都站不稳，躺着可能还好一些，躺着的话水饮往头上冲会缓和一些，但你一站起来就天旋地转。这是眩晕。最后看腹泻。腹泻是比较特殊的，它有点像理中汤证，但它跟理中汤证的原理不一样。理中汤证是脾胃太寒了，灶中火太小，消化不了，所以只能拉出来，因此腹泻。五苓散证脾胃也虚，因为我们说它有太阴的因素嘛，但是五苓散证没有理中汤证那么寒，还没寒到那种地步。五苓散证出现腹泻，主要是因为小便不利，废水不能通过小便排出来。废水不能走小便排出那怎么办？那废水就有可能往大肠里走，跟大便混合一块，就腹泻了。前面我们讲了，太阴证既有脾胃寒，又有水饮。但理中汤证是以脾胃寒为主、以水饮为辅，而五苓散证是以水饮为主、以脾胃寒为辅。所以治理中汤证的腹泻，主要是温脾胃，治五苓散证的腹泻，主要是利小便、化水饮。

那么五苓散证，具体应当怎么治？我们来看五苓散这个药方：桂枝 10 克，茯苓 15 克，猪苓 15 克，白术 15 克，泽泻 25 克。沸腾 30 分钟（以上为一副的量。一副仅煮一次。一天服用 1～3 副）。原文是用散剂，现在用汤剂较多。大家背三遍。

五苓散这个方，我们先看桂枝。桂枝是发表的药，因为五苓散证有太阳表证，当然它不一定恶寒，有的有恶寒，有的没有恶寒，但脉一般是浮的。总之，有表证，你就要发表。所以要用桂枝。同时因为五苓散证的表证不是很严重，所以桂枝用 10 克就行了。桂枝在这里还有一个作用。我们之前讲过，桂枝一是发表，二是治气上冲。

五苓散证往往就存在气上冲。什么叫气上冲？气上冲有的很明显，你会感觉一股气从下往上冲。有的是从肚脐眼这里往胸上冲，有的是从胸往头上冲。这都叫气上冲。但有的时候这种气往上冲的感觉不明显，但是它会有一些结果产生，比如呕吐，比如一站起来就眩晕。这些结果可能就是气上冲导致的。但它也不是单凭气上冲这一个作用力，它是水饮跟着气一起上冲，这就是水饮上冲。水饮上冲都是由气上冲带着水饮一起上冲，这样就容易出现呕吐、眩晕。当然，不是说呕吐、眩晕就一定是气上冲或水饮上冲，不能倒推。比如小柴胡汤证的呕吐和目眩就不是气上冲。

那么我们回到五苓散证，我们前面讲了，五苓散证严重的话会出现水逆，一喝水就吐，以及眩晕。这就是气上冲和水饮上冲。所以用桂枝的第二个原因，就是治气上冲。总之桂枝有两个作用，一是发表，二是治气上冲。这是桂枝。我们再看茯苓和猪苓。这两个药都是利小便的，猪苓的力量比茯苓更大。利小便，很好理解，因为五苓散证出现了小便不利，你必须通过利小便恢复膀胱的功能。膀胱的功能恢复正常了，废水能排出去了，其他问题才能迎刃而解。再看白术。白术是温脾胃、补脾胃的，它也能运化水饮。特别是出现了心下痞，水饮在腹部上端，你要用白术才能运化得了。最后看泽泻。泽泻也是利小便的，而且泽泻利小便的力量是最强的。另外，泽泻也是运化水饮的，而且泽泻主要是运化胸、头部的水饮。水饮要是到了头部会怎么样？会眩晕啊。所以，泽泻对水饮导致的眩晕特别有效。这里我要问一句，为什么五苓散没有用炙甘草？因为甘草这个药对治疗小便不利是有阻碍的。五苓散小便不利太明显，所以不用甘草。

我们可以看到，五苓散证的出现，是一环扣一环的。五苓散这个药方的组成，也是一环扣一环的。口渴你光喝水不行，喝了也吸收不了，反而要吐出来，因为水饮占满了腹部。你光用白术去运化腹部的水饮也不行，因为膀胱的废水排不出去，没有出口。你光考虑膀胱，光用茯苓、猪苓去利小便也不行，因为膀胱功能失常是由于太阳之表受了外邪。你光用泽泻去治眩晕也不行，因为水饮不是自己冲上来的，水饮是随着气上冲，一起冲上来的。所以你必须用桂枝解决太阳表证的问题，用茯苓、猪苓、白术、泽泻来运化水饮、利小便，同时用桂枝和这些利小便的药一起来解决水饮上冲的问题。

五苓散证最容易出现的证就是：小便不利，口渴，脉浮。我们把这三个证作为主证。以后你只要看到这三个证，你就要考虑五苓散。这三个证也不要求全部具备。其他证属于或然证，就是：轻微恶寒，身痛，水逆，心下痞，眩晕，腹泻。好，大家把五苓散证的主证和或然证再背三遍。

下面我们讲苓桂术甘汤证。苓桂术甘汤证的主证是：心下逆满，气上冲胸，眩晕，胸胁支满，背寒冷如手大。大家背三遍。

我们同时看一下苓桂术甘汤这个药方：茯苓20克，桂枝15克，白术15克，炙甘草10克。沸腾30分钟（以上为一副的量。一副仅煮一次。一天服用1～3副）。大家背三遍。

苓桂术甘汤证是一个什么样的证呢？它是以太阴为主、太阳为辅的证。太阳证是很轻很轻的，甚至没有太阳证你也可以用。所以如果太阳表证稍微重一点，你用苓桂术甘汤发表是力量远远不够。因此你把苓桂术甘汤证作为单纯的太阴证也没问题，当然我们现在把它作为太阴与太阳合病的方证也不能说是错的。总之把它放哪一块不是最重要的，最重要的是你要把苓桂术甘汤的方证背下来。苓桂术甘汤证主要是水饮。而且这个水饮会上冲。水饮留在心口下，所以会有心下逆满。逆满，就不光是满了，而且逆。逆就说明这个水饮有往上冲的趋势。那么气上冲胸，就已经往上冲了，你会感觉胸闷，甚至呕吐。眩晕，它是水饮上冲的结果。胸胁支满，那是水饮泛滥于胸胁之间，所以容易出现胸胁支满。背寒冷如手大，就是说背部这里有一块手掌大的地方感觉阴冷。心口下有水饮，它也会影响到背部，背部就会有一块手掌大的地方觉得阴冷。所以苓桂术甘汤证，就是水饮泛滥，而且有气上冲，水饮跟着气一起上冲，便成了水饮上冲。因此必须用桂枝解决气上冲的问题，同时用茯苓、白术运化水饮。

以后你们读《伤寒论》就会发现，张仲景只要治水饮上冲，基本上都会用到桂枝加茯苓的组合。我们也把具有桂枝加茯苓组合的药方，统称为苓桂剂。以后我们要是有机会，可以把苓桂剂作为一个专题来讲。那么苓桂术甘汤是苓桂剂，刚才讲的五苓散也是苓桂剂。但我们可以看出它俩的区别。最明显的区别，就是五苓散没有炙甘草，苓桂术甘汤有炙甘草。五苓散不用炙甘草，是因为五苓散有小便不利，甘草对于治疗小便不利是有阻碍的。那么为什么苓桂术甘汤有炙甘草？因为苓桂术甘汤证的小便是通畅的。所以如果出现了小便不利，你就不要用苓桂术甘汤了，你要用五苓散。

我们再来看看苓桂术甘汤的加减法。如果出现了苓桂术甘汤，又恶寒的，脉又不浮的，加炮附子15克。恶寒说明什么？恶寒说明要么有少阴证，要么有太阳证。但是脉又不浮，说明这个恶寒不是由太阳导致的。那就只能是少阴的原因导致的。少阴出问题了，你当然要加炮附子。这其实属于太阳、太阴、少阴三经合病了。

如果苓桂术甘汤证眩晕太严重的，加泽泻25克。前面我们讲了，泽泻对治眩晕效果特别好。

如果苓桂术甘汤证又呕吐的，加生姜20克。因为生姜止呕。

当然如果又眩晕又呕吐的，你就把泽泻和生姜都加上，茯苓的量可以加大到40克。这就又是一个方了，叫茯苓泽泻汤。

那么如果又眩晕又呕吐又小便不利的，怎么办？那你就不要用苓桂术甘汤了，直接用五苓散。你再回顾一下刚才讲的五苓散证，又眩晕又呕吐又小便不利，这不就是五苓散证吗？这种你就不能用甘草了。直接用五苓散。

我们最后来看小青龙汤证。首先我们看它的主证：恶寒，无汗，流稀鼻涕，痰稀，咳嗽，气喘。我们再来看它的方：麻黄15克（先煮），桂枝15克，白芍15克，干姜15克，半夏20克，细辛15克（开盖先煮），五味子10克，炙甘草15克。先开盖沸腾麻黄、细辛50分钟，再放入其他药沸腾30分钟（以上为一副的量。一副仅煮一次。一天服用1～3副，中病即止，好了就不要再喝了，不是说非得全部喝完）。

小青龙汤证也是太阳与太阴合病。但是小青龙汤的太阳表证很严重，同时也水饮泛滥。这个水饮是什么原因产生的？首先是风寒侵犯了人体太阳之表。这个风寒是比较严重的。你看药方用了麻黄加桂枝。麻黄加桂枝是发表之力最强的。所以小青龙汤证跟麻黄汤证有相似之处，都是无汗。以后你只要看到麻黄加桂枝，就是无汗才用的。总之，小青龙汤证的表邪是比较严重的。表气压迫里气，外面压迫里面，就会给太阴的运化带来了压力。如果太阴是正常的，那好办，不会产生水饮。但如果这个人平时脾胃就不太好，他可能就运化不过来了。或者这个人平时脾胃虽然好，但是他着凉之后，仍然吃寒凉的东西，比如水果，或者大量地喝水，这样他的脾胃就运化不过来了。脾胃运化得过来，水就被吸收了，就不叫水饮了。脾胃运化不过来，这些水就变成了废水，就变成水饮了。所以小青龙汤证水饮的产生，既跟太阳表证有关，也跟太阴脾胃有关。

但是，小青龙汤证的水饮有其特殊性。特殊就特殊在小青龙汤证的水饮有向体表泛滥的趋势，这个水饮往往会在体表与太阳表证混合在一块。那么我们都知道肺主皮毛。水饮往体表泛滥，它就肯定会影响肺的功能，也叫水饮射肺，形象地理解就是水饮往肺里去。但不一定是肺里有积液，不能这样去对应。肺在这里不仅仅是指肺这个器官，也指肺的功能。跟肺功能有关的领域受到水饮的侵犯，都叫水饮射肺。那么跟肺功能有关的领域受到水饮的侵犯，会出现什么症状？它可能会流鼻涕，而且鼻涕特别稀，流得也特别多，就像水龙头一样。它可能会气喘，可能会咳嗽，而且咳嗽会有痰，这个痰会特别稀，甚至吐到地上就化成了水。所以，你以后只要看到鼻涕跟水龙头一样，或者痰吐到地上就化为水，你就要知道，这个水饮它是向体表泛滥的，或者它是向肺的领域泛滥的，如果它还有比较严重的太阳表证，你就要往小青龙汤方面考虑。当面也不全是小青龙汤，还有别的方证，别的我们以后再讲。

我们来看下小青龙汤的药方。它用了麻黄和桂枝，就肯定太阳表证比较严重，肯定是无汗。有汗的话，你就不要用小青龙汤。有汗的话用什么方？有汗的我们以后再讲。现在我们重点讲下麻黄这味药。麻黄的作用主要有两个：第一是发表寒，就是你的太阳之表被寒气束缚住了，麻黄能把它发散出去。第二是发水气。麻黄能把水气发散出来。我们前面讲了，小青龙汤证的水饮有向体表泛滥的趋势，这个水饮会跟表证结合在一块。那么偏于体表的这些水饮，我们也可以叫水气，这些水气不是光温太阴就行的，你用干姜、半夏只能运化里面的水饮，但泛滥于体表的水饮要用麻黄才能发散出去。肺领域的水饮跟体表的水饮是一样的意思，因为肺主皮毛。这就是用麻黄的原因，一是发表寒，二是发水气。干姜和半夏是运化太阴水饮的。细辛也是发水气的，它主要是发散表里之间的水气，这个表里之间不是半表半里，你也可以理解为发散连接表里的经络里的水气。五味子是降肺气、收肺气。因为水饮泛滥导致肺气不能收敛，用五味子收一下。炙甘草就不用讲了，守护脾胃。

那么白芍是干吗用的？主要两个原因：一是因为小青龙汤的药方太燥了，你看麻黄、桂枝、干姜、细辛、半夏，全是偏燥的药，白芍补阴，用白芍润一下。二是因为小青龙汤虽然也是无汗恶寒，但是跟麻黄汤的表证比起来，还是要轻一些。为什么会轻一些？因为小青龙汤证有部分往里走了，体表的外邪被里证分担了一些，所以小青龙汤的表证比麻黄汤的表证要轻一些。正因为小青龙汤的表证要比麻黄汤的表证轻一些，所以要用白芍稍微收一下，这样小青龙汤发汗的力量就没有麻黄汤发汗那么猛。所以，小青龙汤虽然也是麻黄配桂枝，但是小青龙汤的发汗力量比麻黄汤要弱一些，就是因为用了白芍。

另外要注意一点，小青龙汤虽然是太阳与太阴合病，但如果太阴严重到了腹泻的程度，就不能用小青龙汤了。那用什么方？用桂枝人参汤，也就是理中汤加桂枝。因为小青龙汤发散的力量再怎么比麻黄汤弱，但小青龙汤发散的力量还是很强的。出现了腹泻，就说明里证很严重了。这种情况，你要把主要力量用来解决里证，而不能把主要力量调到体表去。如果你用小青龙汤，一发散，里面就更虚了，里证就会更严重。还有的病人，虽然没有腹泻，但是他平时脾胃就很虚弱，这种情况你也要慎用小青龙汤。有个朋友就请教过我，说她家小孩明明符合小青龙汤证，但一喝小青龙汤，就腹泻了，是不是小青龙汤太热导致热性的腹泻？我说不是，就是寒性的腹泻。她就不理解了，小青龙汤这么热，干姜之类也是温脾胃的，怎么喝了后反而出现寒性腹泻。我说，她的脾胃寒，是应当用温热的药来温她的脾胃。但是，你要温之得法。如果你温之不得法，就反而会导致脾胃更寒。小青龙汤虽然整体都是温热药，但它也是发散的药，而且发散的力量比较强。于是，小青龙汤就把人体里面的能量往体表发散。你家小孩脾胃里的能量本来就少，一发散出去，脾胃里就没多少能量了，那就更寒了，所以她会腹泻。所以像这种病人，就用桂枝人参汤，也就是理中汤加桂枝，甚至可能还要加附子。总之，以温里为主，稍微发下表就行了，尽管效果会比较慢，但对这种病人你急不来。只要你能守护好他的脾胃，留着青山在，就不怕没柴烧。

好，太阳太阴合病的主要方证，我们总共讲了四个：第一个是桂枝人参汤证，第二个是五苓散证，第三个是苓桂术甘汤证，第四个是小青龙汤证。今天的课就讲到这里，下课！

附：第九讲课后必背要点

1．桂枝人参汤方证

① 桂枝人参汤方：干姜 15 克，人参 15 克，白术 15 克，炙甘草 20 克，桂枝 20 克（后下）。其他药沸腾 40 分钟，最后放入桂枝沸腾 5～10 分钟（以上为一副的量，一副仅煮一次，一天服用 2～3 副，人参用白参）。

② 桂枝人参汤证：理中汤证而兼太阳证者。

2．五苓散方证

① 五苓散方：桂枝 10 克，茯苓 15 克，猪苓 15 克，白术 15 克，泽泻 25 克。沸腾 30 分钟（以上为一副的量。一副仅煮一次。一天服用 1～3 副）。

② 五苓散证。主证：小便不利，口渴，脉浮。或然证：轻微恶寒，身痛，水逆，心下痞，眩晕，腹泻。

3．苓桂术甘汤方证

① 苓桂术甘汤方：茯苓 20 克，桂枝 15 克，白术 15 克，炙甘草 10 克。沸腾 30 分钟（以上为一副的量。一副仅煮一次。一天服用 1～3 副）。

② 苓桂术甘汤证：心下逆满，气上冲胸，眩晕，胸胁支满，背寒冷如手大。

③ 苓桂术甘汤加减法

苓桂术甘汤证而恶寒、脉不浮者，苓桂术甘汤加炮附子15克（先沸腾两小时）。

苓桂术甘汤证而眩晕严重者，苓桂术甘汤加泽泻25克。

苓桂术甘汤证而呕吐者，苓桂术甘汤加生姜20克。

苓桂术甘汤证而又眩晕又呕吐者，苓桂术甘汤加泽泻25克、生姜20克，茯苓加至40克。此方又名茯苓泽泻汤。

4．小青龙汤方证

① 小青龙汤方：麻黄15克（先煮），桂枝15克，白芍15克，干姜15克，半夏20克，细辛15克（开盖先煮），五味子10克，炙甘草15克。先开盖沸腾麻黄、细辛50分钟，再放入其他药沸腾30分钟（以上为一副的量。一副仅煮一次。一天服用1～3副）。

② 小青龙汤证：恶寒，无汗，流稀鼻涕，痰稀，咳嗽，气喘。

太阳阳明合病的主要方证

——葛根汤方证、桂枝加葛根汤方证、大青龙汤方证、麻杏石甘汤方证

大家好！我们接着讲课。讲课之前，我们先简要复习一下上节课的内容。上节课我们讲了太阳太阴合病的主要方证。第一个是桂枝人参汤证，这个在讲理中汤时就讲过了，它的适用证是既有理中汤证，又有太阳证。第二个是五苓散证。五苓散的主证是，小便不利，口渴，脉浮。五苓散还有以下或然证：轻微恶寒，身痛，水逆，心下痞，眩晕，腹泻。第三个是苓桂术甘汤。苓桂术甘汤的主证是，心下逆满，气上冲胸，眩晕，胸胁支满，背寒冷如手大。我们还讲了苓桂术甘汤的加减法。其中，具有苓桂术甘汤证而恶寒、脉不浮的，加炮附子15克；眩晕严重的，加泽泻25克；呕吐的，苓桂术甘汤加生姜20克；又眩晕又呕吐的，加泽泻25克、生姜20克，茯苓加至40克，这个方又叫茯苓泽泻汤。第四个是小青龙汤证。小青龙汤的主证是，恶寒，无汗，流稀鼻涕，痰稀，咳嗽，气喘。这是上节课的内容。

　　我们接着讲第十讲：太阳阳明合病的主要方证。首先，要说明一点，太阳阳明合病，与别的合病有不一样的地方。比如我们说太阳太阴合病，一定是既有太阳证又有太阴证。说太阳少阳合病，也一定是既有太阳证又有少阳证。但是，太阳阳明合病却只有太阳证，没有阳明证。只是说，有向阳明发展的趋势，但并没有出现真正的阳明证。真正的阳明证，一定是纯粹里热，只有热，没有寒，而且这个热就是在肠胃里面。但是太阳阳明合病，这个热却还没有进入肠胃里面。所以，严格来讲，这个热，不是阳明热。这个热，比太阳之表要深一些，但又还没到达阳明，顶多只是到了阳明的家门口。所以你也可以直接说它就是太阳病，只不过在太阳病的基础上多了一些深一点的里热，因此把它归类为太阳病是没有问题的。但是这个热确实又比太阳体表要深那么一点，你直接发散是发散不出来的，你必须清热。如果是纯粹的太阳之表，你都不用管它有没有热，直接发散就行了，因为太浅了，有热也直接发散出去了，不需要专门去清热。但是这里面的热，比太阳体表要深一些，你光发散是不行的，必须清热。因此，由于这个热比太阳要深一些，比阳明又要浅，你说它是太阳与阳明合病，也问题不大。

　　那么可能有人会有疑问了，比太阳深一些、比阳明又浅，这不就是少阳吗？注意，这里讲的不是少阳。如果是少阳的话，一定会有少阳的主证，比如咽干、口苦、目眩，比如柴胡八证。没有这些少阳的主证，所以不是少阳。也有的医家说这是没有进入阳明之腑（脏腑的腑），阳明之腑就是肠胃。没有进入阳明之腑，只进了阳明之经（经络的经），因此也算太阳与阳明合病。这样讲的话，可能你越听越混乱。总之，不管你叫它为太阳阳明合病，还是叫它为太阳兼太阳里热，怎么称呼不重要。重要的是，你要知道，这种证，是既有太阳证，又有里热，但是这个里热，比太阳深一些，又没真正到达阳明。你知道它是指这个意思就行了。当然，最最重要的也还不是这个。最最重要的是，你要把握它名下的具体方证。只要你对它名下的具体方证掌握了，能够实现具体的证与具体的方相对应，你的临床就会有效果。我们的目的是为了实战，不是为了争论概念。

　　好，我们现在知道了，太阳阳明合病，就是指既有太阳证又有里热的病。明白了这一点，我们下面讲具体方证就好讲了。我们要讲的方证有四个：第一个是葛根汤证，第二个是桂枝加葛根汤证，第三个是大青龙汤证，第四个是麻杏石甘汤证。这四个方证都是既有太阳证，又有里热，属于太阳阳明合病。

　　我们先来看葛根汤。葛根汤的主证是：太阳主证加无汗，恶风，项背强几几（jǐn，通"紧"），咽干，前额、眼眶、鼻梁痛，下利，呕吐。葛根汤的药方是：葛根20克，麻黄15克，桂枝10克，白芍10克，生姜15克，大枣20克（撕开），炙甘草10克，呕吐加半夏20克（又名葛根加半夏汤）。先沸腾葛根、麻黄50分钟以上，再放入其他药沸腾20分钟（以上为一副的量。一天服用1～3副）。大家背三遍。

　　太阳主证我们就不讲了，就是"脉浮、头项强痛而恶寒"。我们先来看无汗和恶风。无汗和恶风都属于太阳证。既然是无汗，这个太阳证肯定比桂枝汤证要严重，所以药方里面用了麻黄加桂枝的组合。麻黄加桂枝，那是发汗力量最强的，一定是无汗才用的。再看恶风。恶风比恶寒要轻，我们也可以理解为一般的恶寒，总之它比麻黄汤证的恶寒要轻。为什么它的恶寒会轻一些？等下我们再讲。既然葛根汤证的恶寒比麻黄汤证的恶寒要轻，你发汗就不能像麻黄汤那样猛了。那怎么办？单纯用桂枝或者单纯用麻黄，发表力量又不够，毕竟它是无汗的。但用麻黄配桂枝，发汗的力量又太猛了点。怎么办？那就加上白芍，在麻黄配桂枝的基础上加上白芍，用白芍牵制一下，它的发表力量就不会像麻黄汤那样猛了。这是无汗和恶风，体现了太阳证。

我们再来看里热的部分。项背强几几。这个"几"的读音有争议。我比较赞同郝万山老师的观点，他通过考证，认为这个"几"是通"紧"，所以读"jǐn"。这个就不详细论述了，以后大家可以直接看郝万山老师的《郝万山伤寒论讲稿》。项背强几几是什么意思？就是颈和背拘急、僵硬、活动受限。这就比一般的头项强痛还要严重了。这就不仅仅是寒把体表束缚住了。当然寒束体表是一个原因，但另一个原因是颈和背的液体（液体）不足了，颈和背失去了人体液体（液体）的滋养，所以它就拘急、僵硬。为什么液体（液体）不足？因为有热，热把液体（液体）烘干了一些。所以要用葛根。葛根主要有三个作用，一是清热，二是补充液体（液体），三是疏通阳明经。疏通阳明经等下再讲。先看清热。有热，所以要用葛根清热，液体不足（液体），要用葛根来滋生液体（液体），葛根能治"项背强几几"，就是因为这个原因。咽干也是因为里热，导致液体不能滋润咽喉。

再看前额、眼眶、鼻梁痛。前额、眼眶、鼻梁都属于阳明经的范围。前面我们说了，有的医家认为，这个里热虽然还没有到达阳明之腑，也就是肠胃，但是它已经到达了阳明之经，也就是阳明经。葛根汤证就体现了阳明经受邪的一些症状，所以容易出现前额、眼眶、鼻梁痛，这三个位置都属于阳明经的位置。葛根这味药，我们刚才说了，它的第三个作用就是疏通阳明经。

再看下利和呕吐。下利也就是腹泻。这里的下利，既不是因为脾胃寒，脾胃寒的腹泻是用理中汤；也不是因为水饮不走小便走大便，水饮不走小便走大便导致的腹泻用的是五苓散；也不是因为纯粹的阳明里热，纯粹的阳明里热导致的腹泻，你要清脾胃的热。葛根汤证的腹泻，是两个原因共同造成的。一是太阳体表受寒，表气压迫里气，外面压迫里面。这是第一个原因。但是光有第一个原因也不行，因为如果表里之间缺乏连接的渠道，压迫也没用，表气再怎么严重，也被隔绝了，里气不会受影响。不然的话，麻黄汤证那么严重，为什么不下利？所以还需要第二个原因。第二个原因就它的病邪已经从太阳往阳明经走。阳明经对应的是大肠和胃。手阳明大肠经，足阳明胃经。有了阳明经这条连接渠道，表气就能压迫里气了。如果它压迫的力量偏于大肠，那就会下利。如果压迫的力量偏于胃，那就会呕吐。因此在治疗上，必须解决表气被压迫的问题，那就是要发太阳之表。同时，你还要有作用于阳明经的药物，这就是葛根。你把这两方面解决了，葛根汤证的下利也就解决了。当然，如果呕吐的，你要加 20 克半夏。因为半夏是止呕的。葛根汤加半夏，它又是一个方，叫葛根加半夏汤。

讲完了这些证，我们再来看恶风。葛根汤证是恶风，恶风也是恶寒的一种，比较轻微的恶寒我们叫恶风。葛根汤和麻黄汤都是无汗，而且都用麻黄加桂枝的组合，但是两者相比较，葛根汤证的恶寒比麻黄汤证的恶寒要轻。为什么葛根汤证的恶寒比麻黄汤证要轻？因为葛根汤证开始往阳明走了，虽然还没有进入阳明之腑，但是已经进入阳明之经。阳明，我们知道阳明一般是怕热的。病邪往阳明经走，那恶寒一般会减轻。这就是葛根汤证恶寒比较轻的原因。

那么葛根汤证是什么脉象？《伤寒论》里没说。只说了麻黄汤证是脉浮紧。葛根汤用了麻黄加桂枝，它的脉肯定也是偏浮偏紧的。但是与麻黄汤相比，葛根汤一般没有那浮。因为它已经往阳明经发展了。但总体上还是偏浮的，所以脉象还是类似于麻黄汤的脉象，但与麻黄汤相比要稍微不那么浮。

另外我们要注意，葛根汤证，虽然有里热，但是这个里热不是很严重，所以用葛根稍微清下热就可以了。你要是清热的药用太多了，那就要损害脾胃了。脾胃一损害，你要想发表也就难了。因为我们发表靠的就是调用脾胃之气支援太阳之表。

讲完了葛根汤，再来讲桂枝加葛根汤就容易了。我们看下桂枝加葛根汤的证：太阳主证加有汗，恶风，项背强几几，咽干，前额、眼眶、鼻梁痛，下利，呕吐。桂枝加葛根汤的药方是：葛根20克，桂枝15克，白芍15克，生姜15克，大枣20克（撕开），炙甘草10克，呕吐加半夏20克。先沸腾葛根30分钟以上，再放入其他药沸腾20分钟（以上为一副的量。一天服用1～3副）。大家背三遍。

桂枝加葛根汤证与葛根汤证的区别就是，桂枝加葛根汤证是有汗，葛根汤证是无汗。其他证都相同。原理也相同，都是既有太阳证，又有里热，而且这个热都往阳明经走。所以也可能会出现项背强几几，咽干，前额、眼眶、鼻梁痛，下利，呕吐。只不过它是有汗的，所以不用麻黄。而且桂枝加葛根汤的恶风就更轻了，比葛根汤证还轻。我们前面讲了，葛根汤证是太阳病往阳明经走，所以葛根汤的恶寒比麻黄汤证轻。同样的道理，桂枝加葛根汤的恶寒也比桂枝汤证还要轻。桂枝汤的恶寒本来就轻，那么桂枝加葛根汤的恶寒就更轻。所以桂枝加葛根汤证有时候甚至不恶寒，就是你感觉不到怕冷，甚至吹风也感觉不到。虽然不恶寒，但它会有别的太阳证，桂枝汤证能体现出来的太阳证，在桂枝加葛根汤证中一般都能体现出来。

桂枝加葛根汤证的脉也是接近桂枝汤的，也就是脉浮缓或脉浮弱。但是，由于它开始往阳明经走，所以它的脉与桂枝汤相比，也会稍微不那么浮。但总体上还是偏浮。

我们接着来看大青龙汤。大青龙汤的主证：麻黄汤证而恶寒严重、烦躁者。大青龙汤方：麻黄30克，桂枝10克，杏仁15克，生姜15克，大枣20克（撕开），炙甘草10克，生石膏粉30克。证轻者减小用量。先沸腾麻黄、生石膏60分钟，再放入其他药沸腾20分钟（以上为一副的量。一天服用1～3副）。

大青龙汤证也是太阳证加里热。而且这个太阳证特别严重，比麻黄汤证还要严重。因此大青龙汤证的恶寒很严重，严重到什么地步？严重到可能你盖多少被子都觉得冷。麻黄汤证的话你多盖点被子可能就觉得不冷了，大青龙汤证是你多盖几床被子都不一定管用。所以大青龙汤证的风寒束表，比麻黄汤证还要严重。至于有汗无汗，那都不用说了，肯定是无汗，身上绝对是干干燥燥。所以大青龙汤用麻黄的量用得非常大，用到了 30 克，是麻黄汤的两倍。也正由于大青龙汤的表证太严重了，体表被束缚得严严实实，一点气都透不出来，所以里面会产生热。这个热是被憋出来的，就是体表被束缚得太严实了，里面憋出热来了，里面有热，所以会烦躁。麻黄汤证虽然也被寒气束缚住了，但毕竟没达到大青龙汤证的地步，所以麻黄汤证里面没有热。有热的话就会烦躁。所以，以后你只要看到有麻黄汤证，又出现烦躁的，那就是大青龙汤证。因此，我把大青龙汤的主证归纳为麻黄汤证而又恶寒严重、烦躁。麻黄汤证大家都知道，就是太阳主证加无汗，脉浮紧，恶寒严重，气喘。当然这些证对大青龙汤证来说不一定全部具备。特别是脉浮紧，大青龙汤证一般是脉浮紧，但也有例外，例外我们就不讲了。

还有这个恶寒严重，一般来说大青龙汤证的恶寒是最严重的，但是你没法量化，所以从恶寒的角度也不太好区分大青龙汤证与麻黄汤证。区分的关键，主要还是看是否烦躁。不烦躁就是麻黄汤证，烦躁就是大青龙汤证。有烦躁，就是有里热，所以要用石膏清热。但是这里的里热，同样不是阳明里热。这里的里热仍然是比太阳深一些，比阳明浅一些。而且这个里热，是跟太阳表寒直接相关的。就是因为太阳之表被寒气束缚得太严重，才在里面憋出里热来了。所以你光清热不行，你得以发表为主。

对大青龙汤还要多讲一句，大青龙汤为什么要用生姜、大枣？四个原因。第一是生姜、大枣鼓舞脾胃。大青龙汤的太阳表证太严重了，你必须鼓舞胃气才能将能量发散于表。第二是大青龙汤太消耗脾胃之气了，你必须用生姜、大枣及时给脾胃补充能源。第三是生姜大枣能解麻黄毒。大青龙汤的麻黄用量太大了，容易出现心慌、手抖等麻黄中毒的现象，生姜大枣能解麻黄毒。第四，生姜能化水饮，生姜与麻黄一起有发散水饮的作用。所以大青龙汤也能发散水气。如果出现了清鼻涕流不停，这是泛滥于体表的水气，换句话说也属于泛滥于肺的水气，因为肺主皮毛嘛。那么大青龙汤也是可以发散这些水气的。但是，如果有咳嗽、有痰，那就还有太阴的问题，那就不是大青龙汤了，而是小青龙汤。所以大青龙汤、小青龙汤都发散水气，只不过大青龙汤是太阳阳明合病，小青龙汤是太阳太阴合病。当然，你可能会问，如果清鼻涕流不停，又咳嗽有痰，又烦躁的，那是什么？那是太阳太阴阳明合病，三经都有问题，用小青龙汤加石膏。这个我们下节课再讲。要强调一下，大青龙汤的药力是非常猛的，一定要慎用，而且只要出了汗，就不要再用了。而且如果证比较轻，你就不要用那么大的量，可以减少用量。如果用原方（也就是麻黄30克），一定要有非常丰富的经验才行，大家不要轻易去试。

最后，我们来看麻杏石甘汤证。麻杏石甘汤的主证是：太阳轻证加汗出而喘，咳嗽，烦躁，无痰或少痰难咯。麻杏石甘汤方：麻黄30克，杏仁20克，炙甘草15克，生石膏60克。轻者可减小用量。先沸腾麻黄、生石膏60分钟，再放入其他药沸腾30分钟（以上为一副的量。一天服用1～2副）。

麻杏石甘汤证也是太阳证加里热。但是它的太阳证非常轻，所以它的恶寒也是很轻的，有的甚至感觉不到恶寒。但是肯定是有太阳证的。同时，它的里热是很重的。因为里热严重，所以烦躁。不仅仅烦躁，而且还汗出。汗出是有汗的一种，汗比较多的那种有汗，就叫汗出。所以麻杏石甘汤证，容易身上老冒汗。这个冒汗是什么原因呢？这个冒汗是因为里面太热了，热把汗逼出来。所以麻杏石甘汤的出汗跟桂枝汤的出汗原理不同。但是，麻杏石甘汤的里热虽然严重，却仍然不是真正的阳明里热，它还没有到达阳明，只是到了阳明的家门口。如果真正到了阳明，那就不能用麻杏石甘汤了。那得用什么方？得用白虎汤。大家回顾一下前面讲的白虎汤，白虎汤是阳明里热，同时没有里实。如果这个热到了阳明，就只能用白虎汤，麻黄是绝对不能用的。就像在烟花厂，一点火星都不能有。

好，我们来看麻杏石甘汤这个药方。这个药方的量也是比较大的，因为《伤寒论》的原方就是这么大，临床中也可以减小用量，这个可以灵活把握。先看麻黄。麻黄在这里不仅仅是发表，还有发水气的作用。因为如果仅仅是发表，就没必要用麻黄了，用桂枝也可以，我们刚才讲了，麻杏石甘汤证的表证很轻，如果单纯只是发表的话，桂枝也行。但是为什么不用桂枝而用麻黄？就是因为除了发表之外，还要发水气。那么水气体现在哪里？麻杏石甘汤证的水气比较隐蔽。我们看小青龙汤的水饮就很明显，非常稀的痰，清水一样的鼻涕。但麻杏石甘汤证要么无痰，要么有小量痰难咯，有可能鼻塞，但鼻涕不多，或者没有鼻涕。

那么我们凭什么说麻杏石甘汤证有水气？因为气喘或者咳嗽。肺里有少量的水气，我们把泛滥于体表和泛滥于肺的水饮叫作水气。体表和肺是一回事，因为肺主皮毛，这个我们就不再强调了。肺里这少量的水气就成为麻杏石甘汤气喘或咳嗽的原因之一。肺里有水气，那脾胃有没有水饮？没有。如果脾胃有水饮，那就不是麻杏石甘汤证了，那就是小青龙汤证了。而且麻杏石甘汤证脾胃里也不可能有水饮，因为麻杏石甘汤证的里热很严重，虽然没有到达阳明的程度，但是也到了阳明的家门口了。里热这么严重，它在脾胃里也不可能产生水饮。所以，麻杏石甘汤证只能在体表存在一些水饮，换句话说，也只能在肺的领域存在一些水饮。但是在肺里的水饮是很轻的，这么一点点水饮，按说是不应当出现气喘或咳嗽的。那为什么会出现气喘或咳嗽？这就需要结合第二个原因了。刚才我们说了第一个原因是肺里有少量的水气。第二个原因就是麻杏石甘汤证里面太热了，热会驱赶、追逐水气。这些水气被里热一追逐，它就会在肺的领域乱窜，这样就容易出现气喘或咳嗽了。

　　所以我们可以对比一下麻黄汤、小青龙汤、麻杏石甘这三个方子的气喘和咳嗽。麻黄汤证是因为太阳体表被寒气束缚得严严实实，皮肤不能呼吸了，肺的负担太重，所以气喘。小青龙汤证是因为水饮泛滥，到处都是水，里面是水，外面也是水。水饮侵犯了肺的领域，所以气喘或咳嗽。麻杏石甘汤证则是有少量的水饮侵犯了肺的领域，这些水饮的量太小了，小到你都看不到明显的外在特征，按说这么小的水饮是成不了大事的，但是麻杏石甘汤证里面太热，里热驱赶和追逐水饮，导致水饮在肺里乱窜，因此出现了气喘或咳嗽。

　　或许有人会问，麻杏石甘汤证都出汗，怎么还能用麻黄？注意一点，有汗是可以用麻黄的。有汗只是不能用麻黄配桂枝，麻黄配桂枝那是绝对不能用于有汗的。但是单纯麻黄是可以用于有汗的。因为单纯麻黄的发表力量不是那么强。当然比桂枝还是要强的。但是桂枝不能发水气，发水气还是得靠麻黄。我们还要注意，麻杏石甘汤证之所以出汗，是因为里热，热把汗逼出来。所以，对麻杏石甘汤证止汗的方法，就是要清热，所以要用石膏。用上石膏之后，整个药方，只要对证，它就不仅不发汗，它还能止汗。但是前提是要对证。如果热很盛、水饮较轻的，可以减少麻黄用量，加大石膏用量，甚至还可以加知母。但如果是真正的阳明里热，你就只能用白虎汤，不能用麻杏石甘汤。到了白虎汤证的程度，用一点麻黄都不行，一是麻黄会增加白虎汤证的里热，二是麻黄会消耗人体的液体（津液）。总之，在白虎汤证的情况下用麻黄，会增加人体的燥和热。

杏仁和炙甘草我们就不讲了。我们再看下麻杏石甘汤的加减法。麻杏石甘汤证一般是没有鼻涕或者只有小量鼻涕，没有痰或者只是小量痰且难咯。如果痰多易咯，就算有里热，也不要考虑麻杏石甘汤。因为痰多易咯的话，太阴的脾胃肯定是有问题的。就算要清热，你也同时要温脾胃，要寒热并用，这其实就是太阳阳明太阴合病，太阳、阳明、太阴三方面都有问题。这个我们下节课再讲。

但是如果有麻杏石甘汤证又鼻涕较多，你可以加生姜15克、大枣20克。加上生姜就强化了它发水气的力量。我们看大青龙汤，它发水气也是麻黄配生姜。但前提是只许有鼻涕、不许痰多易咯，而且一般是咽干。如果痰多易咯就不考虑麻杏石甘汤了。那么生姜算不算太阴的药，也算，但生姜温脾胃的力量很弱。温脾胃主要是靠干姜，生姜主要是帮助发散水气。当然，你以加生姜为由，把麻杏石甘汤加生姜大枣归类为太阳、阳明、太阴合病，也不是不可以。包括大青龙汤，也是用了生姜，你把大青龙汤也放到太阳阳明太阴合病中去，也可以。但是由于生姜温脾胃的力量比较弱，被方子里面的石膏一克制，几乎就温不了脾胃，所以我们一般不说它有太阴，直接归类为太阳阳明合病。这个就不多讲了，那么麻杏石甘汤加上生姜、大枣之后，就比较接近了另一个方，叫越婢汤，只是越婢汤没有杏仁。这个大家以后再学习。

我们来看对比一下这四个方：麻黄汤，大青龙汤，麻杏石甘汤，白虎汤。这四个方，麻黄汤有麻黄没石膏，白虎汤有石膏没麻黄，大青龙汤和麻杏石甘汤既有麻黄又有石膏。这四个方正好体现了太阳病与阳明病之间的多种可能性。麻黄汤证是只有太阳表证，没有里热。大青龙汤证是既有太阳表证，又有里热。但是与麻杏石甘汤证相比，大青龙汤证的表证很严重，里热相对较轻。麻杏石甘汤证则表证较轻，里热很严重。但是麻杏石甘汤证的里热再严重，也只到了阳明的家门口，还没真正进入阳明。最后是白虎汤证，白虎汤证就完全进入了阳明，它是真正的里热、纯粹的里热，只有阳明证，没有太阳证。

这种比较的方法大家以后可以多运用，可以加深理解和帮助背诵。好，今天的课就讲到这里。下课。

附：第十讲课后必背要点

1. 葛根汤方证

① 葛根汤方：葛根 20 克，麻黄 15 克，桂枝 10 克，白芍 10 克，生姜 15 克，大枣 20 克（撕开），炙甘草 10 克。呕吐加半夏 20 克（又名葛根加半夏汤）。先沸腾葛根、麻黄

50 分钟，再放入其他药沸腾 20 分钟（以上为一副的量。一天服用 1～3 副）。

② 葛根汤证：太阳主证加无汗，恶风，项背强几几，咽干，前额、眼眶、鼻梁痛，下利，呕吐。

2．桂枝加葛根汤证

① 桂枝加葛根汤方：葛根 20 克，桂枝 15 克，白芍 15 克，生姜 15 克，大枣 20 克（撕开），炙甘草 10 克。呕吐加半夏 20 克。先沸腾葛根 30 分钟，再放入其他药沸腾 20 分钟（以上为一副的量。一天服用 1～3 副）。

② 桂枝加葛根汤证：太阳主证加有汗，恶风，项背强几几，咽干，前额、眼眶、鼻梁痛，下利，呕吐。

3．大青龙汤方证

① 大青龙汤方：麻黄 30 克，桂枝 10 克，杏仁 15 克，生姜 15 克，大枣 20 克（撕开），炙甘草 10 克，生石膏粉 30 克。证轻者减小用量。先沸腾麻黄、生石膏 60 分钟，再放入其他药沸腾 20 分钟（以上为一副的量。一天服用 1～3 副）。

② 大青龙汤证：麻黄汤证而恶寒严重、烦躁者。

4．麻杏石甘汤方证

① 麻杏石甘汤方：麻黄 30 克，杏仁 20 克，炙甘草 15 克，生石膏 60 克。轻者可减小用量。先沸腾麻黄、生石膏 60 分钟，再放入其他药沸腾 30 分钟（以上为一副的量。一天服用 1～2 副）。

② 麻杏石甘汤证：太阳轻证加汗出，气喘，咳嗽，烦躁，无痰或少痰难咯。

③ 麻杏石甘汤加减法：麻杏石甘汤证而鼻涕较多者，用麻杏石甘汤加生姜 15 克、大枣 20 克。

太阳太阴阳明合病的主要方证

——小青龙加石膏汤方证、厚朴麻黄汤方证、射干麻黄汤方证

大家好！我们接着讲课。讲课之前，我们先简要复习一下上节课的内容。上节课我们讲了太阳阳明合病的主要方证。我们讲了四个方证：第一个是葛根汤证，葛根汤的主证是太阳主证加无汗，恶风，项背强几几，咽干，前额、眼眶、鼻梁痛，下利，呕吐。第二个是桂枝加葛根汤证，桂枝加葛根汤的主证是太阳主证加有汗，恶风，项背强几几，咽干，前额、眼眶、鼻梁痛，下利，呕吐。第三个是大青龙汤证，大青龙汤的主证是麻黄汤证而恶寒严重、烦躁者。第四个是麻杏石甘汤证，麻杏石甘汤的主证是太阳轻证加汗出，气喘，咳嗽，烦躁，无痰或少痰难咯。麻杏石甘汤证又鼻涕较多的，可以在麻杏石甘汤的基础上加生姜15克、大枣20克。这是上节课的内容。

我们接着讲第十一讲：太阳太阴阳明合病的主要方证。什么叫太阳太阴阳明合病？首先，太阳有问题，有太阳证，那就是脉浮、头项强痛而恶寒。其次，太阴有问题，有太阴

证，那就是脾寒。再次，关于阳明，就有点不一样了。跟上节课讲太阳阳明合病一样，这里的阳明，也不是真正的阳明病，而是指里热，这个里热比太阳要深一些，比阳明又要浅一些，并不是真正的阳明里热。可能有人会有疑问，既然太阴脾寒，怎么又会有里热？因为人体是非常复杂的，就比如我们地球，这个地方冷，那个地方热，南方闹洪灾，北方闹旱灾。对于人体来说，寒热错杂是很常见的现象。在临床上，你也不一定非要去搞清楚为什么这里寒、那里热。关键的是，有什么证，就用什么方。有热，你就用寒凉的药去清热；有寒，你就用温热的药去温它；寒热错杂，你就寒热并用。不过太阳太阴阳明合病，这个里热一般不会太严重。不像太阳阳明合病，有时候里热很严重，比如麻杏石甘汤证。太阳太阴阳明合病的里热一般不会太严重。为什么呢？因为太阴脾胃寒，有里热也热不到哪去。但是有里热你肯定要清热，只是清热的方法你要把握好度。

我们今天要讲的方证，有三个。第一个是小青龙加石膏汤，第二个是厚朴麻黄汤证，第三个是射干麻黄汤证。

我们先看小青龙加石膏汤证。小青龙加石膏汤其实就是小青龙汤加生石膏10克。它的主证是，小青龙汤证而烦躁者。小青龙加石膏汤方：麻黄15克（先煮），桂枝15克，白芍15克，干姜15克，半夏20克，细辛15克（开盖先煮），五味子10克，炙甘草15克，生石膏粉10克。先开盖沸腾麻黄、细辛、生石膏50分钟，再放入其他药沸腾30分钟（以上为一副的量。一副仅煮一次。一天服用1～3副）。

小青龙加石膏汤的主证，就是小青龙汤证加了一个烦躁。小青龙汤证前面我们讲过了，大家应当也都背熟了，恶寒，无汗，流稀鼻涕，痰稀，咳嗽，气喘。小青龙汤证其实就是外有太阳证，内有太阴脾寒。太阳受邪与太阴脾寒共同作用，产生了水饮。这个水饮非常严重，里面有水，外面也有水。所以严重的话，鼻涕跟水龙头一样，吐出来的痰落地则化，非常稀。小青龙加石膏汤证，就是多了一个烦躁。烦躁那就是里面有热了。当然，强调一下，烦躁一般是热，但是也有例外。有的时候，里面寒也会烦躁。这个我们就先不讲，以后大家读《伤寒论》就会发现这点。但是，小青龙加石膏汤证的烦躁肯定是热，里热导致了烦躁。这个里热没有到达阳明，只是比太阳深一点，比阳明浅一些。那么它为什么会产生里热？这就有很多原因，有的是它本来就寒热错杂，也就是说人体本来就有热。有的是风寒束表，太抑郁，憋出热来了，这个就有点像大青龙汤证，风寒把体表束缚得严严寒寒，憋出热来了。有的是正邪相争产生热，战场又有部分往里面移动，也会产生里热。总之，有里热，你就用石膏清热就行了。但是，这个石膏的量要把握好，不能用太多了。因为小青龙加石膏汤证同时还有太阴脾寒。你要是石膏用多了，对太阴脾胃就不利了，那你的水饮可能就化不掉了。所以这个方子石膏的量用得很小，才 10 克，比麻黄还少。当然你也可以根据里面热的情况调整用量，但是，总的原则是石膏的量不能太大。

　　另外还要注意一点，所谓的里热你一定要分辨清楚。不要看到鼻涕有点黄、痰有点黄就认为是热，不一定的。张仲景也从来没有说过鼻涕黄、痰黄就是热。按照我的经验，经常发现鼻涕黄、痰黄仍然是寒。有的确实是热，但不能一概而论。除了鼻涕黄、痰黄，还有很多方面，你千万不要被一些所谓的经验给误导了。比如说，尿黄，尿黄不一定是热，有的是热，有的是寒；咽干、咽痛，也不一定是热，有的是热，有的是寒；舌苔黄，也不一定是热，有的是热，有的是寒；大便干燥、便秘，也不一定是热，仍然有的是热，有的是寒。甚至光用寒热来概括都还不全面，因为还有的是寒热错杂。这个我们以后要是有机会，可以把寒热的辨证作为一个专题来讲。总之，我们不要被一些似是而非的"中医知识"误导，我们要以张仲景为标准。注意啊，是以张仲景为标准，不是以你的老师为标准，也不是以你的师父为标准，也不是以你的家传为标准，也不是以你的教材为标准，也不是以各种注解为标准，而是以医圣张仲景为标准。同时，你要全方面进行考察，孤证不足以定案，证据与证据之间要互相印证，形成证据链。

小青龙加石膏汤证，我们就不多讲了，大家课后再回顾一下小青龙汤的方证，结合小青龙汤证来把握小青龙加石膏汤证。我们接着看厚朴麻黄汤。厚朴麻黄汤是《金匮要略》里面的方子。我们前面都说《伤寒论》，《金匮要略》是什么书？张仲景的原著叫《伤寒杂病论》，也叫《伤寒卒病论》。这两个名称是有争议，有的认为《伤寒卒病论》的卒字是印错了。但是按照日本大塚敬节的研究，这个卒字很可能不是错印，他认为这个卒字是卒领、统领的意思。伤寒卒病论，就是用伤寒统领百病，或者说用治伤寒的方法统领治百病。其实也就是我们强调的，用六经辨证的方法统领一切病的治疗。我是比较赞同大塚敬节的观点的。这个我们就不多说了。总之，不管张仲景的原著是叫《伤寒卒病论》还是叫《伤寒杂病论》，它本来就是一本书，不是两本。但是，张仲景去世之后，在东汉末年和三国时期的战乱时代，这本书很快就失散了，原著再也找不到了。到了西晋的时候，其实距离张仲景去世可能也就几十年时间，有个太医叫王叔和，他利用太医的地位，收集散落在民间的《伤寒杂病论》的篇章，重新整理，但是跟原著相比就少了很多内容，所以取名叫《伤寒论》，就不再叫《伤寒杂病论》或者《伤寒卒病论》了。到了北宋的时候，有个叫王洙的翰林学士，无意中在一堆破旧的书里发现一本《金匮玉函要略方》。经过北宋的医官考证，这本书跟《伤寒论》的风格很相似，于是认定为也是散落在民间的摘录翻印版本。于是北宋的医官结合之前流传的《伤寒论》和这本《金匮玉函要略方》重新整理，编印成了三本书，第一本继续叫《伤寒论》，第二本叫《金匮玉函经》，但《金匮玉函经》与《伤寒论》的内容基本相同，只是书名不同。第三本就叫《金匮要略方论》（简称《金匮要略》）。因为前两本基本相同，所以后世认为，从北宋开始，《伤寒杂病论》正式分成了《伤寒论》和《金匮要略》。所以我们现在，不仅看不到张仲景的原著《伤寒杂病论》，连西晋王叔和整理的《伤寒论》也失传了。我们现在提到《伤寒论》，一般都是指北宋版的《伤寒论》。那么我们在这个课堂讲的方子，绝大多数都是《伤寒论》里的方子。但是，厚朴麻黄汤，和等下要讲的射干麻黄汤，则是《金匮要略》里的方子。

好，我们来看厚朴麻黄汤证。厚朴麻黄汤的主证：脉浮，咳嗽，气喘，胸满，烦躁，有痰。同时看下厚朴麻黄汤方：厚朴25克，麻黄20克，生石膏粉30克，杏仁15克，半夏20克，干姜10克，细辛10克，五味子10克，小麦 50 克。先煮小麦至熟，去渣留小麦汤，放入麻黄、细辛、生石膏开盖沸腾 50 分钟，再放入其他药沸腾 30 分钟（以上为一副的量。一天服用 1～3 副）。大家记一下。

厚朴麻黄汤证也是太阳太阴阳明合病，也是寒热错杂。首先，它有太阳证，脉是浮的。但是它的太阳表证并不是很重，你看它只用了麻黄，没有用麻黄加桂枝，说明它的表证不像麻黄汤那样重。既然只用了麻黄，那它就可以是无汗，也可以是有汗。我们上节课也讲了，单用麻黄是可以用于有汗的。它这个恶寒也是比较轻的，甚至感觉不到恶寒也是有可能的。那么太阳表证这么轻，为什么不用桂枝而用麻黄？因为麻黄发水气，厚朴麻黄汤证一样是有水气的。这个水气也是泛滥于表，或者说泛滥于肺的，因为肺主皮毛，这个我们就不强调了。正因为有这种泛滥于表、泛滥于肺的水气，所以才会出现咳嗽、气喘，这就是厚朴麻黄汤证容易出现咳嗽、气喘的原因。这就需要麻黄把这些水气发散出去。同时，为什么要用这么大量的厚朴？厚朴的作用是行气，它能让憋胀着的气往下走，因此厚朴有两个作用，第一是治胸满，它能让胸中憋胀着的气往下走，第二是治腹胀，它能让腹中憋胀着的气往下走。一般来说，厚朴麻黄汤证比较容易出现胸闷，当然腹胀也很可能。腹胀我们就不把它作为主证了，就把胸闷作为主证就行。厚朴麻黄汤还用了石膏，所以这个方证肯定是有里热的。有里热，就比较容易出现烦躁。同时还用了干姜、半夏、细辛，所以这个证脾胃是比较寒的，有太阴水饮证，所以一般是有痰的。小麦是补虚的，补充能量。这个就不讲了。总之，厚朴麻黄汤证，有太阳证，表证可能比较轻，麻黄在这里是发水气为主，发表寒为辅；

又有太阴证，脾胃寒，有点像小青龙汤证，但又有里热。所以这个方子有点像是小青龙、大青龙、麻杏石甘汤折衷到了一块。你看它的表证比较轻，有点像麻杏石甘汤证，但是里热又没有麻杏石甘汤证那么重，里热的程度有点像大青龙汤证里热的程度。但是它又不像大青龙汤证那样只有里热，没有脾寒。它在脾寒方面又有点像小青龙汤证，但它又不像小青龙汤证那样麻黄、桂枝一起用，它只用麻黄不用桂枝，所以有汗也可以用厚朴麻黄汤。可见，人体的病是千姿百态的。我们重点是要把握各个静态的点，点与点之间就是动态的过程，它包括了无限种可能。我们把各个静态的点把握好了，然后在临床中融会贯通，你就知道怎样去处理千差万别的各种疾病了。

我们最后来看射干麻黄汤证。射干麻黄汤也是《金匮要略》里的方子。射干麻黄汤证也是太阳太阴阳明合病，射干麻黄汤的主证：太阳证而咳嗽，气喘，有痰，痰音很重，咽痛。射干麻黄汤方：射干 20 克，麻黄 20 克，生姜 20 克，半夏 20 克，细辛 15 克，五味子 10 克，大枣 12 克（撕开），紫菀 15 克，款冬花 15 克。先开盖沸腾麻黄、细辛 50 分钟，再放入其他药沸腾 30 分钟（以上为一副的量。一天服用 1～3 副）。大家记一下。

射干麻黄汤的太阳表证也比较轻，它只用了麻黄，没有用麻黄加桂枝，所以有汗无汗都可以用。有的甚至都感觉不到恶寒。所以麻黄在这里，也是以发水气为主、发表寒为辅。射干麻黄汤证主要是水气比较严重，有点类似小青龙汤证。但是跟小青龙汤证的水气相比，还是要轻一点，射干麻黄汤的鼻涕不会那么稀，甚至没有鼻涕也可以。痰的话肯定是有的，但是也不像小青龙汤证那么稀，稍微浓一些。咳嗽肯定是有的，甚至气喘也可能有。但气喘少见，主要还是以咳嗽为常见。这个咳嗽是有痰的，最明显的特征是，有痰音，痰的声音很明显，严重的话会像青蛙叫。当然，我们不要求那么严重，只要咳嗽的时候有痰音，就有运用射干麻黄汤的可能。药方里还有射干这味药，射干这味药是一味微寒的药，它能够清热，咽喉里有热，它能够清掉。特别是痰和热郁结在咽喉，用射干的效果很好。痰和热郁结在咽喉，咳嗽就容易产生痰音，同时还容易出现咽痛，这些都是射干的适用证。

当然射干麻黄汤证还是以寒为主，以水饮为主，热比较轻，所以只有射干，没用石膏。因此射干麻黄汤证不会有烦躁，没热到那么严重。所以重罪重判，轻罪轻判，它的热这么轻，你要是用石膏，那就太重了，那就会伤脾胃，导致水饮更严重。射干麻黄汤证的水饮有点类似于小青龙汤证，但比小青龙汤证要轻一些。经常发现有的病人原来是小青龙汤证，过了几天，水饮减轻了，正邪相争久了，就产生了一些里热，就变成了射干麻黄汤证。这是比较常见的，但也不一定有这个过程。总之，只要有射干麻黄汤的证，你就可以用射干麻黄汤的方。生姜是化水饮的，射干麻黄汤证的脾寒比小青龙汤证要轻一些，所以没有干姜，用的是生姜。当然要是脾寒重的，你也可以加上干姜。紫菀和款冬花是降肺气的，也有润肺的功能，防止里热进一步发展导致燥证的出现。这些药就不讲了。

我们可以比较一下射干麻黄汤证与小青龙汤证。两个方都有水饮，但是小青龙汤证往往是鼻涕、痰一起来，鼻涕和痰都很稀，鼻涕流不停。射干麻黄汤证鼻涕没那么稀，鼻涕的量也小，甚至没有。痰是一定有的，但射干麻黄汤证的痰也没那么稀。最主要的是射干麻黄汤证咳嗽的时候一定有痰音。在太阳证方面，小青龙汤的太阳表证比较严重，一定是无汗的。射干麻黄汤的太阳表证就比较轻，可以是有汗的，甚至没有恶寒也可以用。因为麻黄在这里主要是发水气的。

今天这三个方，大家在考虑它们的主证的同时，要对它们的适用前提进行考虑，适用前提就是太阳太阴阳明合病，也就是既有太阳证，又有太阴脾寒，又有里热。在考虑这个前提的情况下，你再看它的主证。凡是合病，我们都是这样的思维，先看六经主证，再看是否存在合病，确定了是哪一经的病，或者几条经的合病，然后再看具体方证。当然，等到你经验丰富了，你可以直接到具体方证，一步到位。就像清朝经方大家徐大椿，还有日本汉方派鼻祖吉益东洞，他们就打破了六经，直接进入方证。熟的话，可以直接进入方证。但是初学者，还是先看六经主证，再看是否存在合病，然后再到具体方证，当然确定了具体方证你还可以进行加减或者合方。

好，今天的课就讲到这里，下课。

附：第十一讲课后必背要点

1．小青龙加石膏汤方证

① 小青龙加石膏汤方：麻黄15克（先煮），桂枝15克，白芍15克，干姜15克，半夏20克，细辛15克（开盖先煮），五味子10克，炙甘草15克，生石膏粉10克。先开盖

沸腾麻黄、细辛、生石膏50分钟，再放入其他药沸腾30分钟（以上为一副的量。一副仅煮一次。一天服用1～3副）。

② 小青龙加石膏汤证：小青龙汤证而烦躁者。

2．厚朴麻黄汤证

① 厚朴麻黄汤方：厚朴25克，麻黄20克，生石膏粉30克，杏仁15克，半夏20克，干姜10克，细辛10克，五味子10克，小麦50克。先煮小麦至熟，去渣留小麦汤，放入麻黄、细辛、生石膏开盖沸腾50分钟，再放入其他药沸腾30分钟（以上为一副的量。一天服用1～3副）。

② 厚朴麻黄汤证：脉浮，咳嗽，气喘，胸满，烦躁，有痰。

3．射干麻黄汤证

① 射干麻黄汤方：射干20克，麻黄20克，生姜20克，半夏20克，细辛15克，五味子10克，大枣12克（撕开），紫菀15克，款冬花15克。先开盖沸腾麻黄、细辛50分钟，再放入其他药沸腾30分钟（以上为一副的量。一天服用1～3副）。

② 射干麻黄汤证：太阳证而咳嗽，气喘，有痰，痰音很重，咽痛。

太阳少阴合病、太阳少阴太阴合病的主要方证

——麻黄附子细辛汤方证及其加减法、麻黄附子甘草汤方证及其加减法、桂枝加附子汤方证

大家好！我们接着上课。上课之前，我们先简要复习一下上节课的内容。上节课我们讲了太阳太阴阳明合病的主要方证。我们讲了三个方证。第一个是小青龙加石膏汤证，它的主证是小青龙汤证而烦躁者。这个方其实就是小青龙汤加了 10 克石膏。第二个是厚朴麻黄汤证，它的主证是脉浮，咳嗽，气喘，胸满，烦躁，有痰。第三个是射干麻黄汤证，它的主证是太阳证而咳嗽，气喘，有痰，痰音很重，咽痛。

好，我们接着讲第十二课，太阳少阴合病以及太阳少阴太阴合病的主要方证。主要讲四个方证，第一是麻黄附子细辛汤方证，第二是麻黄附子甘草汤方证，第三是桂枝加附子汤方证，第四是理中汤加炮附子、桂枝方证。

首先，我们要先复习一下太阳病和少阴病。既然是太阳少阴合病，那就是既有太阳证，又有少阴证。太阳病，只要

出现了"脉浮，头项强痛而恶寒"，那就是有太阳证了。少阴病的主证是什么？脉微细，但欲寐，恶寒，手足厥冷，下利清谷。但是我们这里说太阳少阴合病，这里的少阴还没有那么严重。如果真到了非常严重，就不要考虑合病的问题了，就算有太阳证，也要直接治少阴，先治里，再治表，先解决最危急的问题。所以，就算有太阳证，也是先用四逆汤，少阴证解决了，还有太阳证的，再考虑发表的问题。我们这里讲合病，都是少阴病还没严重到那种程度。

先看麻黄附子细辛汤方证。它的主证是，太阳少阴合病，脉沉，恶寒，反发热。麻黄附子细辛汤方：麻黄10克，细辛10克，炮附子15克（先煮）。先沸腾炮附子60分钟，再放入麻黄、细辛开盖沸腾90分钟（以上为一副的量。一天服用1～3副）。大家背三遍。

麻黄附子细辛汤属于太阳少阴合病，也就是太阳证、少阴证两方面都有。既然如此，它一定有太阳病方面的主证，比如恶寒、头项强痛等。但是，由于它在少阴方面也有问题，它的脉就浮不起来。为什么脉浮不起来？我们知道，太阳病之所以脉浮，是因为人体要调动能量到体表抗击外邪，脉是人体能量的体现。能量要到表，那脉肯定浮到表。但是麻黄附子细辛汤证的少阴有问题，也就是说它里面的能量不足。里面的能量不足，能量就没法调到体表，那能量就只能继续待在里面，所以它的脉浮不起来。不仅浮不起来，它还往往是沉的，因为病在哪里，脉就在哪里。麻黄附子细辛汤证的少阴有问题，所以它就脉沉。但是这个脉沉不一定非常沉，因为这里的少阴它只是心脏以及肾出现了衰退，它的脾胃还没有衰退。我们前面讲过，少阴病一般来说，是心、肾、脾都出了问题，所以会脉微细，但欲寐，恶寒，手足厥冷，下利清谷。但是作为合病来讲，它的少阴证还是比较轻微的。如果少阴证很严重的话，就不考虑合病了，直接按少阴病处理，直接用四逆汤。但是，在麻黄附子细辛汤证中，少阴证是比较轻的，只是心脏和肾出现了衰退，脾还没有衰退，所以方子里面也没有用干姜。脾寒的话肯定要用干姜的。因为脾还正常，所以也不会下利清谷，在脉的方面，这个脉也不一定很细微，可能仅仅是比较沉而已，而且这个沉也不一定非常沉，只要有点沉，都属于麻黄附子细辛汤的适用范围。这是脉沉。

我们来看恶寒。恶寒是一定有的，因为恶寒既是太阳病的主证，也是少阴病的主证，现在是太阳少阴合病，一定是有恶寒的。这个就不多讲了。再来看"反发热"。"反发热"是什么意思？"反发热"就是反而发热。为什么要说"反而"？因为一般情况下不发热，现在出现了例外，出现了反常，所以说反而发热。那又为什么说一般情况下不发热？因为一般来说，发热是在正邪相争比较激烈的情况下才会出现。敌人强大，你也强大，这个战争才会打得热火朝天。如果敌人强大，你却很弱，这个仗一般是不会热火朝天的。现在是太阳少阴合病，也就是说少阴有问题，少阴有问题，那里面就比较虚弱。所以，少阴有问题，一般不会发热。但是现在出现了反常，发热了，所以我们叫"反发热"。"反发热"说明了什么？"反发热"说明了虽然少阴有问题，但人体还保留有一定的能量，虽然能量欠缺，但还是可以跟它干一仗。这就是"反发热"的原因。

我们来看麻黄附子细辛汤的药方。首先，它有太阳表证，肯定要发表了。但是这里发表是不能用麻黄配桂枝的，哪怕是无汗，也不能用麻黄配桂枝。为什么？因为有少阴问题。少阴有问题，你在调动能量时就要小心了，别一调就把仅有的那点能量全部调到体表去了，你必须要有能量留守里面。所以才单用麻黄，这样发表的力量就没那么强。而且注意看，炮附子用了 15 克，麻黄只用了 10 克。麻黄为什么用量相对小？就是为了温里的力量要强于发表的力量。我们再看炮附子。附子是温少阴的主药，这种情况肯定要用附子。再看细辛。细辛这味药的作用点是表与里之间的经络。细辛和麻黄都有发散水气的作用，所以这里麻黄、细辛不仅发表寒，也能发水气。那么就有个问题了，为什么不用炙甘草？我们都知道，炙甘草有缓和的作用，如果用上甘草的话，麻黄发表的力量肯定会减弱。在麻黄附子细辛汤这个方子里面，单用麻黄，本来发表力量就比较弱了，如果再加上炙甘草，就更弱了。当然，如果人体的能量已经很缺乏了，那就加上炙甘草，让发表的力量再弱些。但关键是，这里有个主证"反发热"，"反发热"就说明人体的能量虽然缺乏，但还是可以干一仗的。这种情况下，你就不要用炙甘草，你让发表的力量稍微大一点点，一鼓作气，把外邪赶出去。

我们再来看麻黄附子甘草汤。麻黄附子甘草汤的主证：太阳少阴合病，脉沉，恶寒，不发热。麻黄附子甘草汤方：麻黄 10 克，炙甘草 10 克，炮附子 15 克（先煮）。先沸腾炮附子 60 分钟，再放入麻黄、炙甘草沸腾 90 分钟（以上为一副的量。一天服用 1～3 副）。大家先背三遍。

麻黄附子甘草汤的主证只有一个差别，药也只相差一味。麻黄附子细辛汤证和麻黄附子甘草汤证都是太阳少阴合病，都是脉沉，都恶寒。区别就是麻黄附子细辛汤证发热，麻黄附子甘草汤证不发热。麻黄附子甘草汤证不发热说明什么？说明麻黄附子甘草汤证比麻黄附子细辛汤证要严重，说明麻黄附子甘草汤证里面更虚弱，所以它烧不起来。里面更虚弱，那么在用药上也就要有所区别。所以麻黄附子甘草汤用了炙甘草。用炙甘草的目的，一是守护脾胃，守护里气，二是让麻黄发表的力量更缓和，防止麻黄调取人体里面过多的能量。所以这里连细辛都没用，因为细辛也有发散的作用，它只用麻黄，就是为了让发表的力量小一些。当然细辛也不是说就不能用，如果水饮严重，还是可以用上细辛的，但是炙甘草是一定要用的。

麻黄附子细辛汤证和麻黄附子甘草汤证的主要区别就是一个发热，一个不发热，体现了少阴里虚的不同程度。我们来看它们的加减法。我们前面讲了，这两个方证都是太阳少阴合病。如果这两个方证还出现了流稀鼻涕、咳嗽、有痰，那说明什么？说明太阴也出问题了。太阴脾寒，导致水饮不能运化，水饮跟太阳表证结合，就出现了流稀鼻涕、咳嗽、有痰。这就很像小青龙汤证了。小青龙汤证也是太阳表寒与太阴水饮相结合，导致里面有水，外面也有水，于是鼻涕流不停，痰吐到地上就化成水。麻黄附子细辛汤证和麻黄附子甘草汤证，如果同时太阴脾寒，也会出现这种类似于小青龙汤证的情况。但是你不能用小青龙汤啊。为什么？小青龙汤发表力量太强，小青龙汤用的是麻黄加桂枝的组合，麻黄加桂枝的组合是发表力量最强的。而我们现在讲的麻黄附子细辛汤证和麻黄附子甘草汤证，它俩都有少阴里虚。你用小青龙汤猛地一发散，里面就更虚了。因此，不能用麻黄加桂枝的组合，而应当以麻黄附子细辛汤和麻黄附子甘草汤为基础方，加上温脾胃、运化水饮的药。

具体的加法是，麻黄附子细辛汤，加干姜 15 克，半夏 20 克，五味子 8 克。为什么不加炙甘草？因为加了炙甘草，那就不是麻黄附子细辛汤了，那就变成麻黄附子甘草汤了。有发热，我们用麻黄附子细辛汤；不发热，我们用麻黄附子甘草汤。那么麻黄附子甘草汤，出现了流稀鼻涕、咳嗽、有痰，我们同样是类似的处理方法，加干姜 15 克，半夏 20 克，五味子 8 克，细辛 10 克。这样一加，其实跟小青龙汤就很像了。只不过，小青龙汤用的是麻黄加桂枝的组合，我们这里是单用麻黄，并且用上了炮附子。而且麻黄的量比较小，就是为了方子的主要力量作用于少阴，次要力量作用于太阳。因此，它看起来跟小青龙汤相似，但本质上属于不同的方子。一个是以少阴为主，一个是以太阳为主。

很多医家，喜欢用小青龙汤加附子，我不是太赞同的。我认为，如果有少阴证，一般情况就不应当用麻黄配桂枝的组合（除非还有气上冲的情况）。与其用小青龙汤加附子，还不如用麻黄附子细辛汤或者麻黄附子甘草汤，加上干姜、半夏、五味子以及细辛。特别是在有汗的情况下，不要用小青龙汤。如果有流清鼻涕、咳嗽痰稀，同时又是有汗，你要考虑一下是否存在少阴证。如果你一摸脉，脉是沉的，那就是麻黄附子细辛汤或者麻黄附子甘草汤加干姜、半夏、五味子以及细辛，具体用哪个，你看他是否发热。发热就是麻黄附子细辛汤加干姜、半夏、五味子，不发热就是麻黄附子甘草汤加干姜、半夏、五味子以及细辛。有人可能会有疑问了，有汗怎么可能会是少阴呢？《伤寒论》上不是说"阴不得有汗"吗？"阴不得有汗"这句话，大家以后读《伤寒论》可以看得到。但是，我要指出，"阴不得有汗"这句话不是张仲景的原文，"阴不得有汗"是后人加进去的。我就不展开论证了，事实上，少阴出现有汗，很常见。

我们这里把麻黄附子细辛汤或者麻黄附子甘草汤以及它们的加减法讲了，其实就是把太阳少阴合病以及太阳少阴太阴合病都一起讲了。好，下面我们看桂枝加附子汤方证。这个方的主证，我是直接用了《伤寒论》里的原文。直接用原文有两个原因，第一是它就只有一个条文。第二是因为桂枝加附子汤这个条文很形象，我归纳还未必有这么形象、直接。而且大家要注意，我的归纳不能取代原文。现在是为了让大家快点入门，我才做这些归纳。但是大家将来一定要看原文，看原文是非常重要的。

桂枝加附子汤，其实就是桂枝汤加炮附子，同时炙甘草的量加到 15 克。所以它的证，类似于桂枝汤证，有汗，恶寒，但由于它又有少阴的问题，所以它又出现了一些桂枝汤证所没有的证。我们来看条文。条文就是"太阳病，发汗，遂漏不止，其人恶风，小便难，四肢微急，难以屈伸者，桂枝加附子汤主之"。大家先把这个条文背三遍。好，我们先看"太阳病，发汗"。我们知道，太阳病是要发表的，发表是没问题的。但发表不一定意味着发汗。发表力量最强的，才叫发汗。发表力量一般的，我们就只叫发表，不叫发汗，虽然发表往往也会出汗，但我们一般不叫它为发汗。只有很严重的太阳表证，你才发汗，比如麻黄汤证。所以太阳病，"发表"一般是没问题的，但"发汗"就有可能发过头了。那么这个条文显然是发汗发过头了。发汗发过头就意味着什么？意味着你过多地把人体内部的能量发散到体表了，这样导致的结果就是人体内部的能量消耗过多从而不足。人体内部的能量消耗过多，就会出现里证，也就是里面要出问题。这个里证，有的是太阴里证。比如腹泻。之前我也讲过，有人用小青龙汤之后出现腹泻，这就是太阴里虚了。那么也有可能太阴没出问题，但是少阴出问题了，也就是出现了少阴里证。桂枝加附子汤就是少阴里面出问题了。少阴里面出问题了，就"遂漏不止"。"遂漏不止"是什么意思？就是汗不停地出，止不住。为什么会不停地冒汗？因为少阴里面虚了，能量收不住了，就往外流失，"遂漏不止"就是能量不停往外流失的表现。"其人恶风"，"其人恶风"说明什么？这个"恶风"不仅仅是太阳证，而且有少阴证的因素。一方面是发汗之后毛孔大开，太阳体表的窗户打开了，所以有点风就怕，另一方面是少阴里面虚了，也会恶风。

我们之前也讲过，恶寒是太阳病、少阴病共有的主证。再看"小便难"。为什么会小便难？这个"小便难"不是水饮泛滥于膀胱导致的小便不利，而是人体的液体（津液）被消耗得太多了。人体缺少液体（津液），所以没什么尿。为什么人体的液体（津液）会被消耗这么多？因为你发汗太猛了，液体（津液）都被发散出去了。所以发汗过头，既伤阳，也伤阴。再看"四肢微急"。"四肢微急"就是四肢有点拘急了，甚至抽筋了。这说明什么？这也说明人体的阴不足了，液体（津液）被消耗太多，肌肉筋骨失去液体（津液）的滋养，于是拘急、抽筋。这也是伤阴。所以，桂枝加附子汤证是既伤阳又伤阴。因此这种情况，附子是必须用的，用附子来温少阴。桂枝汤也必须用，因为有桂枝汤的证，恶风，汗出，必须用桂枝汤解决太阳表证的问题。那么伤阴的问题怎么解决？能不能用一堆补阴的药？不行，因为你要是用一堆补阴的药，一定会损害到少阴的阳气。但是也不能一味补阴的药都不用，这里用的就是白芍。白芍在这里有补阴的作用，它能补充人体的液体（津液），也能补充肌肉筋骨的柔和度。

但是要注意一点，用白芍补阴的前提是太阴没有虚到腹泻的地步。如果太阴虚到腹泻的地步，你要补阴，只能用人参。大家回忆一下理中汤。理中汤腹痛的，加大人参的用量。如果不仅仅太阴虚，而且少阴更虚，不仅腹泻，而且还下利清谷了，你就更不能用白芍了。就算出现了四肢拘急，我们也只能用四逆汤。四逆汤大家回忆一下。四逆汤是通过恢复脾胃的功能来间接补阴的，脾胃功能恢复了，脾胃就能转化阴阳，这样补阳也就相当补阴。但是，现在我们讲的桂枝加附子汤不一样，桂枝加附子汤证中的脾胃还没有那么差，它可以直接用白芍来补阴，不需要绕那么大的弯。当然，如果桂枝加附子汤证，又出现了脾胃寒的，能不能继续用桂枝加附子汤？看情况，看脾胃寒到什么程度。如果脾胃只是一般寒，没有腹泻，只是咳嗽的，你可以用桂枝加附子汤，加干姜、五味子，细辛、半夏也可以加，这个加减法就类似于麻黄附子细辛汤、麻黄附子甘草汤的加减法。但如果脾胃很寒，寒到腹泻的地步，就不能用桂枝加附子汤了，因为白芍根本就不能用。那用什么？得用理中汤加附子、桂枝了。

理中汤加附子、桂枝，我们前面讲过，就是理中汤加炮附子 15 克，桂枝 20 克（后下）。理中汤这个加减法，适用的是太阴腹泻又有轻微少阴证，同时还有太阳证。它适用的前提是，太阴少阴不是相当严重，如果太阴少阴相当严重了，比如下利清谷，那你就根本不要考虑太阳的问题，集中力量温中，先不要发表，先用四逆汤。把里证解决了，还有太阳表证的，再考虑发表的问题。这些我们之前都讲过，就不再详细讲了。

好，今天我们把太阳少阴合病、太阳少阴太阴合病的主要方证都一起讲了。这节课是非常重要的，这几个方在临床中也是用得比较多的。特别是以下这几种情况用得多：第一是平时身体本来就虚弱的人着凉感冒，他本来少阴就比较弱，所以一感冒就太阳和少阴一起出问题。这种人，你就不能光看太阳的问题了，一定要注意他的少阴是否有问题。第二是喝了发表的药之后去吹风、吹空调、洗澡着凉的。喝了发表的药之后，往往毛孔大开，经络大开，这个时候要再着凉，风寒就顺着经络进入人体的最里面，直接从太阳到少阴了。第三种是剧烈运动之后受凉，也是毛孔大开，也容易直接从太阳到少阴。第四种是从高温的地方突然进入低温的地方。人体在高温的地方毛孔是大开的，突然进入低温的地方，毛孔还来不及关闭，寒气就进去了，这种往往也会进得比较深，容易直接从太阳到少阴。当然有这些原因，有这些情形，也不一定就必然进入少阴，具体还是要以脉证为准。今天的课就讲到这里，下课。

附：第十二讲课后必背要点

1．麻黄附子细辛汤方证

① 麻黄附子细辛汤方：麻黄10克，细辛10克，炮附子15克（先煮）。先沸腾炮附子60分钟，再放入麻黄、细辛开盖沸腾90分钟（以上为一副的量。一天服用1～3副）。

② 麻黄附子细辛汤证：太阳少阴合病，脉沉，恶寒，反发热。

③ 麻黄附子细辛汤加减法：麻黄附子细辛汤证而流稀鼻涕、咳嗽、有痰者，加干姜15克，半夏20克，五味子8克。

2．麻黄附子甘草汤方证

① 麻黄附子甘草汤方：麻黄10克，炙甘草10克，炮附子15克（先煮）。先沸腾炮附子60分钟，再放入麻黄、炙甘草沸腾90分钟（以上为一副的量。一天服用1～3副）。

② 麻黄附子甘草汤证：太阳少阴合病，脉沉，恶寒，不发热。

③ 麻黄附子甘草汤加减法：麻黄附子甘草汤证而流稀鼻涕、咳嗽、有痰者，加干姜15克，半夏20克，五味子8克，细辛10克。

3．桂枝加附子汤方证

① 桂枝加附子汤方：桂枝15克，白芍15克，生姜15克，大枣20克（撕开），炙甘草10克，炮附子15克（先煮）。先沸腾炮附子2小时，再放入其他沸腾20分钟（以上为一副的量。一天服用1～3副）。

② 桂枝加附子汤证。桂枝汤证而兼少阴证，"太阳病，发汗，遂漏不止，其人恶风，小便难，四肢微急，难以屈伸者，桂枝加附子汤主之"。

4．理中汤加附子、桂枝方证

① 理中汤加附子、桂枝方：干姜15克，白术15克，人参15克，炙甘草15克，炮附子15克（先煮），桂枝20克（后下）。先沸腾炮附子2小时，再放入其他药沸腾30分钟，最后放入桂枝沸腾5～15分钟（以上为一副的量。一天服用1～3副）。

② 理中汤加附子、桂枝证：理中汤证而兼太阳及轻微少阴证者。

少阴太阴阳明合病的主要方证以及
学习张仲景医学的几个重要观念

——大黄附子汤方证、温脾汤方证

大家好！我们接着上课。上课之前，我们先简要复习一下上节课的内容。上节课我们讲了太阳少阴合病以及太阳少阴太阴合病的主要方证。我们讲了四个方证。第一个是麻黄附子细辛汤证。它的主证是，太阳少阴合病，脉沉，恶寒，反发热。我们还讲了它的加减法，麻黄附子细辛汤证而流稀鼻涕、咳嗽、有痰者，加干姜 15 克，半夏 20 克，五味子 8 克。我们讲的第二个方证是麻黄附子甘草汤证。它的主证是，太阳少阴合病，脉沉，恶寒，不发热。麻黄附子细辛汤证与麻黄附子甘草汤证的区别是，麻黄附子细辛汤证会发热，麻黄附子甘草汤不发热，其他证基本相同。我们也讲了麻黄附子甘草汤的加减法，麻黄附子甘草汤证而流稀鼻涕、咳嗽、有痰者，加干姜 15 克，半夏 20 克，五味子 8 克，细辛 10 克。我们讲的第三个方证是桂枝加附子汤证。桂枝加附子汤证就是桂枝汤证而兼少阴证，我们直接用《伤寒论》

的原文来讲解了它的主证，也就是："太阳病，发汗，遂漏不止，其人恶风，小便难，四肢微急，难以屈伸者，桂枝加附子汤主之。"我们还简单讲了第四个方证，也就是理中汤加附子、桂枝证，它的主证是理中汤证而兼太阳及轻微少阴证者。这是上节课的内容。

我们接着讲第十三课，少阴太阴阳明合病的主要方证。这个合病里面的阳明，也不是真正的阳明病。真正的阳明病，我们知道，一种是阳明里热，一种是阳明里实。阳明里热只有里热，没有里实，但阳明里实，既有里实，又有里热，而且都是纯热。但是我们这里说的少阴太阴阳明合病中的阳明，它就是纯粹的里实，基本没有里热。也就是说，脾胃里面有有形的实物，但这个有形的实物并不是因为里热造成的。而且恰恰相反，恰恰是因为太寒了，所以肠胃里面形成了有形的实物。可能有人会有疑问，不是热才导致里实吗？怎么寒也会导致里实？确实，一般来说，里面太热了，把大便烘干了，大便太干燥，拉不下来，就变成了里实。所以一般导致里实的是里热。但是，也有少数情况，脾胃太寒了，食物消化不了，但是它的脾胃已经很弱了，这些没消化的东西连拉都拉不下来，堵在里面了，就变成了里实。所以，里寒也会导致里实。只是一般来说，里寒会腹泻，一腹泻就拉下来了。但人体的病因非常复杂，有的时候它就拉不下来，积在里面就成里实。也有的时候，也确实腹泻，但腹泻归腹泻，别的都拉下来了，但就有一部分堵在里面拉不下来，所以腹泻的时候同样有可能存在里实。鉴别方法，就是你用手去按腹部，看按了之后难受是否会加重，也就是看是否拒按。如果拒按，一般就是有里实。当然也有例外，有个别情况拒按仍然不是里实，比如《金匮要略》里的大建中汤证。这个我们不讲，以后大家看《伤寒论》和《金匮要略》再学习。总之，一般来说，拒按就是有里实。而且我们这节课讲的里实，不是热证，而是寒证。当然，是不是一点热都没有？那也未必。有形的实物在人体里面堵久了，也会产生一点点热，不能说一点热都没有。但是它主要是寒。你也可以说是寒热错杂。这个热，我们也可以叫它为郁热，这个郁热是非常轻微的。

少阴太阴阳明合病的第一个特征，就是里实。第二个特征，就是里寒。因为少阴太阴有问题了，那里面肯定是寒的。只是这个寒跟四逆汤证、理中汤证相比还是要轻一些。如果真到了四逆汤证那么危急，你就不要考虑里实的问题了，有里实也先用四逆汤温太阴少阴。温回来以后，还有里实的，再解决里实。所以，我们这节课讲少阴太阴阳明合病的方证，都是里寒＋里实，当然也可以有少许的郁热，这个郁热是非常轻微的。

这节课我们就讲两个方证，一个是大黄附子汤证，一个是温脾汤证。

先看大黄附子汤证。这个方证也是《金匮要略》里的。我们先看它的主证：胁下偏痛，拒按，少阴太阴寒，脉紧弦。我们也看下大黄附子汤这个方：大黄15克（后下），炮附子30克（先煮），细辛10克。先开盖沸腾炮附子、细辛两个半小时，最后放入大黄沸腾5～10分钟（以上为一副的量。一天服用1～3副）。大家背三遍。

我们来看大黄附子汤的主证。胁下偏痛，这个痛是偏向一侧的。拒按，这是里实的判断标准。如果只是痛，不拒按，就不是里实了，那是个虚证，虚证就不能用大黄了。因为大黄要把这个里实拉下来，若没有里实，就不存在用大黄的前提，也不存在用大黄附子汤的前提。所以这个胁下偏痛，是拒按的。但是，这个里实，是里寒导致的。它不是里热导致的。如果是里热导致的，就可能是大柴胡汤证了。因为大柴胡汤证也容易出现胁肋痛，大柴胡汤是清热的。这里是里寒，所以不能用大柴胡汤，而要用大黄附子汤。因此它一定是少阴太阴寒。当然有人可能会问，大黄附子汤证少阴寒好理解，因为用了附子嘛，附子是温少阴的主药。但是为什么说大黄附子汤证太阴也寒？因为附子不仅温少阴，也温太阴。脾胃它一样能温。你看它虽然没有用干姜，但炮附子用了 30 克，它一样会温脾胃。只不过它的太阴证很轻，所以没有用干姜。但如果太阴脾寒再重一些，比如出现了咳嗽，你就要加上干姜、五味子了。

总之，大黄附子汤，少阴太阴都寒。当然这个寒，没有严重到四逆汤、理中汤那种程度。只要你能判断是里寒就可以了。那么怎么判断它有里寒？这个等下我们把大黄附子汤和温脾汤两个方证都讲完了再讲。

我们再来看脉紧弦。脉紧弦是什么意思？脉紧弦就是脉或者紧或者弦。前面我们讲过，一根橡皮筋，把它拉住，拉的程度不一样，橡皮筋的紧张程度也不一样。正常人的脉是不紧不缓、不弦不弱的。比正常人的脉要松一下，叫缓脉。比缓脉再松一下，叫弱脉。反过来，这根橡皮筋比正常人的脉拉得紧一些，叫弦脉。比弦脉再紧一些，叫紧脉。所以紧脉与弦脉就是这根橡皮筋在紧张程度上有一点点量的差别。因此，脉紧弦，不可能是又紧又弦。它是指，或者紧，或者弦。不管是紧，还是弦，都比正常脉拉得紧一些。那这说明了什么？这说明了寒。这里的紧和弦说明了有里寒。因为里面寒，所以脉也绷得紧紧的。当然紧或弦不一定就是寒，脉法以后有机会再系统讲。但大黄附子汤证的脉紧弦是里寒所导致的。

　　我们接着讲温脾汤证。温脾汤不是张仲景的方子，温脾汤是孙思邈在《备急千金要方》里面的方子。这也是我给大家在这个课堂里讲的唯一一个不是张仲景的方子。本来我是不想讲这个方子的，因为张仲景之后，很多医家并没有完全继承张仲景的法则，甚至有些还不断地搞创新。一搞创新，表面上是一片繁荣，但留下了很多隐患。这些隐患主要就是以经验代替法则。后世很多人学医，不再看《伤寒论》了，只看他们师父的创新，他们只愿学师父的那点经验，或者家传的那点秘方，但是对张仲景所订立的法则反而不学了。所以也有医家认为，中医是从宋朝开始衰落的。虽然宋朝时期中医出现了很多流派，但是，恰恰是这些流派的出现，预示着中医开始走向衰弱。因此，中医队伍里面还出现了一些很有见识的人物，他们认为中医要崇古、要复古。这些人你别小看他们，他们在临床中严格按照张仲景的法则治病，医术非常高，在我们国家，代表人物有徐大椿、陈修园、黄元御等人。在日本，代表人物是吉益东洞、汤本求真。他们的水平之高，不是那些搞创新的人能比的。这些我们就不说了。孙思邈是唐代的人物，我们都知道，张仲景是医圣，孙思邈是药王。孙思邈的水平也是相当相当高的。但是，孙思邈的风格跟张仲景相比，还是有些变化，但基本上还是继承了张仲景的风格。所以，汉唐时代也是中医最兴盛的时代。

正因为孙思邈的风格虽然与张仲景相比有变化，但很多地方还是继承了张仲景的法则，所以我觉得可以把孙思邈的一个方子也就是温脾汤拿出来讲。这是第一个原因。第二个原因是因为温脾汤这个方子比较好讲，能很好地体现少阴阳明太阴合病的特征。第三个原因是因为温脾汤这个方子在临床中也很好用，用的机会也比较多。

孙思邈《备急千金要方》里面叫温脾汤的方子有好几个，基本大同小异，我就挑选一个比较简单的给大家讲。

我们来看来温脾汤这个药方：大黄 20 克（后下），人参 10 克，炙甘草 10 克，干姜 10 克，炮附子 15 克（先煮）。先沸腾炮附子两个小时，再放入其他药沸腾半小时，最后放入大黄沸腾 5～10 分钟（以上为一副的量。一天服用 1～3 副）。我们同时看下温脾汤的主证，这个主证是我归纳的，我就不用原文了：腹胀，腹痛，拒按，少阴太阴寒，便秘或下利。大家背三遍。

我们来看温脾汤的主证。腹胀、腹痛，那是因为有里实，这个不多讲。拒按，那是判断里实的一般标准。如果不拒按，就算腹胀、腹痛，也不是里实。少阴太阴寒，这个等下再讲。我们先看便秘或下利。便秘是因为里实，大便结在里面拉不出来，所以便秘，这个好理解。下利就是腹泻，这里的腹泻，我们可以理解为"一粒老鼠屎，坏了一锅汤"。脾胃寒导致里实，里实堵在里面又反过来影响肠胃的功能，所以腹泻。但腹泻只泻出了其他排泄物，结块的那块却始终没拉出来。因此，尽管腹泻，还是得用药物把没泻的里实拉下来，所以要用大黄。因此，有没有里实，不是看病人是便秘还是腹泻，关键是看他是否拒按。

　　我们来看温脾汤这个方。大黄是泻下的，炮附子是温少阴的，当然也能温太阴。干姜是温太阴的。人参是补充能量的。这里虽然需要用大黄把里实拉下来，但因为脾胃比较弱，所以用上人参，大黄负责泻，人参负责补。再加上炙甘草，守护脾胃，同时也让大黄的力量不要下得那么急，让它缓缓而下，免得下太急伤了脾胃之气。

　　方子我们就不多讲了，我们来讲讲如何鉴别太阴少阴寒。前面的大黄附子汤证和温脾汤证，都是太阴少阴寒。那么怎么鉴别太阴少阴寒？在第八讲我告诉过大家一个最简单的方法，就是你问他喝了冷水或者吃了寒凉的水果，比如西瓜，吃了这些生冷寒食之后，会不会出现肚子不舒服的证状。所谓肚子不舒服的证状，就是指腹痛、腹胀、腹泻或大便不成形之类。如果喝了冷水或吃了西瓜之后，会出现肚子不舒服，那他的脾胃肯定是寒的。当然你不仅可以考察他的太阴证，你还可以考察他的少阴证。比如恶寒，如果他有轻微恶寒，脉又不浮，那就是少阴寒。再比如手足厥冷，也可以作为少阴寒的考虑因素。如果这些都不明显，你可以看他是否有里热，看看他是否心烦、是否口气烫手、是否口干舌燥、是否面唇发红等，如果都没有，就说明没有里热。没有里热却有里实，你也可以按少阴太阴阳明合病来处理，当然如果没有明显的少阴证，只是太阴脾胃寒，你也可以不用附子，这个可以灵活把握。

　　大黄附子汤、温脾汤这两个方证，大家课后再好好背诵，把它掌握。

　　到今天为止，总共讲了十三课，我们第一阶段的主要知识点，已经学完了。当然如果有机缘的话，过段时间，后面再争取给大家讲讲专题、讲讲医案，通过医案帮助大家学会运用这些药方。后面的课程就随缘吧。前面十三节课是最基础、最关键的。要把这十三节课消化掌握了，听后面的课才有意义。如果大家把前面这些方证都消化掌握了，应对感冒，应对瘟疫（我们说瘟疫其实就是比较严重的感冒，瘟疫其实就是传染范围广、传染性强、发病后果严重的感冒），以及应对上吐下泻这些病证，不管是传染的，还是不传染的，应当说问题都不大。但大家依然要注意，现在大家学完这 13 节课，只能算看到门了，还不能说真正入门了，顶多只是到了门口。但是你看到门了，入门就容易多了。如果连门在哪你都不知道，你可能很长时间入不了门。很多人学中医学了那么多年，就是入不了门，为什么？因为他不知道方向在哪里，不知道门在哪里。现在大家知道门在哪里了，怎么入这个门，就要靠自己努力了。我给大家推荐五本书，把这五本书看完，才谈得上真正入门。第一本是《刘渡舟伤寒论讲稿》，第二本是《胡希恕伤寒论讲座》，第三本是徐大椿《伤寒论类方》，第四本是大塚敬节《临床应用伤寒论解说》，第五本是宋本《伤寒论》原文。大家按顺序读，大家有前面十三节课为基础，读这些书会轻松很多。下面我再给大家讲讲学习张仲景医学的几个重要观念。

第一，学习张仲景医学，首先要纠正不是中医专业就学不好中医的错误观念。很多人认为，自己不是中医专业出身，因此就学不好中医。这是个错误的观念。能否学好张仲景医学，不在于你是什么专业出身，而在于你是否用功学习以及你用功的方向是否正确。不管是不是你的专业，不管是不是你的本职，你既然学了，就要把它学好，不要学个半桶水。学到最后，什么都懂，却什么都不精，那不如不学。因为你学个半懂不懂，开出来的方，害人害己。而且越是半懂不懂，就越偏执，越喜欢炫耀，越喜欢与人争强斗胜，增长我执、我慢，还传播错误的中医观念、观点，误导大众。所以，哪怕中医不是你的本职，但是既然学了，也要把它学好！我们这个世界上不缺庸医，我们不需要再多一名半桶水的庸医。所以我希望大家能克服这么一种心理上的自卑，认为不是中医专业就学不好。不是的，只要你用功，只要你用功的方向正确，你可以比专业还专业！

第二，要纠正中医不能自学的错误观念。很多人认为中医不能自学，一定要拜个师父才行。这个观念是错误的。历史上，包括现代，自学成才的中医非常多，而且这些自学成才的中医，医术非常高明，他们的水平已经达到了同时代的顶峰。前面讲的徐大椿、黄元御都是自学的，他们没有师父。近代的恽铁樵，当代的李可，也是自学成才的。还有些本来是西医，后来才学中医的。比如日本的汤本求真，他本来是西医。但是他的女儿得了痢疾去世，身为西医的他却无能为力，于是他对现代医学产生了怀疑，改学中医，他这一学就学成了日本汉方医学的一代宗师。张仲景医学，也叫经方医学，在日本也叫汉方医学。当时汉方医学在日本几乎快灭绝了，因为日本明治维新后，在学习西方的浪潮中，汉方医学一度被禁止。但是汤本求真把汉方医学在日本复活了。汤本求真之后，日本的汉方医学非常兴盛。由于汉方医学是来源于我们汉民族，为了表示对汉民族的尊重，汤本求真把汉民族尊称为"皇汉"。皇帝的皇，皇字在当时的日本是尊称。他把汉方医学也尊称为"皇汉医学"。他的医学来自中国，但是他写的《皇汉医学》也影响了中国近现代不少名医。所以，山川异域，风月同天，千古张仲景，两国汉方情。汤本求真改学中医，是因为女儿生病去世。

我国近代的恽铁樵也是相似原因。恽铁樵三个儿子都因为感冒去世了。别以为感冒不会死人。感冒一样会死人。只不过有些感冒轻，有些感冒严重。那些严重的、传染性强的感冒，我们就叫它瘟疫。于是他就开始学习张仲景的《伤寒论》。一年后，他的第四个儿子又感冒了，证状就是发热恶寒，无汗而喘。大家想一想，这该用什么方？但是恽铁樵因为没有临床经验，他不敢治。他就还是请来了当地的名医。结果开的方子跟以前的一样，全是清热解毒的。喝了之后也是越来越严重。他想到他前面三个儿子就是这样去世的。他对妻子说：三个儿子都死于伤寒，这次医生又无能为力，与其坐着等死，宁愿服药而亡。于是他开了麻黄汤，一副大为好转，两副彻底治愈。从此，恽铁樵更加刻苦钻研张仲景医学，成为一代名医。徐大椿也有类似经历，他的两个弟弟生病去世，遍请的名医都治不好。于是他认为求人不如求己，自己学医，他的医术不仅在同时代，就是跟历朝历代的顶级名医相比，他也是一流的。所以大家一定要纠正观念，不要认为自学就学不好，自学一样学得好，而且只要你用功，只要你方向正确，就可以学得更好！

第三，最最重要的，就是尊崇《伤寒杂病论》。当然现在分成了两本，一本是《伤寒论》，一本是《金匮要略》，但我们还是可以统称为《伤寒杂病论》。学好张仲景医学，最重要的就是尊崇《伤寒论》和《金匮要略》这两本书。初学者，最好不要去看别的书。你就看这两本以及这两本书的注解、讲解。古今中外关于《伤寒杂病论》的注解、讲解，你可以多看。但是最终不是以后人的注解为标准，而是以《伤寒杂病论》本身为标准。日本的汤本求真教弟子非常严格，他要求弟子在最初阶段只许读《伤寒论》和《金匮要略》，不允许读第三本书。对此，汤本求真的弟子大塚敬节晚年感慨说："最初的两三年里，我全力以赴地做了《伤寒论》和《金匮要略》的研究，这样一来我达成了与汉方医学最根本经典的亲近和熟悉。在学习的初期，我没有涉及杂学，能够直接全力攻读了《伤寒论》，这是汤本求真先生予以我的恩赐。"我在这里虽然给大家讲了 13 节课，但我觉得最重要的不是教了大家多少知识，最重要的是，给大家传递了这样一个观点，就是一定要尊崇《伤寒杂病论》，一门深入学习《伤寒杂病论》。

第四，在学医的路上，由于各种机缘，你将来可能遇到很多老师。你学得越深入，遇到的老师就会越多。你不学，基本上也很难遇到。这些老师的经验和指点对你会有非常大的帮助。但是，要注意一点，帮助是一方面，另一方面你也不要被误导了。有句话叫"我眼本明，因师故瞎"。你要始终记住，不要以经验取代法则，很多经验是片面的，它并不具有普适性。我们要始终记住，我们的标准是张仲景。群内有朋友叫我老师。其实我真的算不上老师。在零基础的朋友面前，我顶多只是师兄，我讲课也就是师兄带师弟师妹，师兄带着师弟师妹们向我们共同的老师张仲景学习。但是我的讲课不一定正确，肯定有讲得不对的地方，而且很多地方我是为了方便大家尽快入门，所以没讲那么复杂，但有些讲法肯定是有问题的。哪些讲法、哪些理解有问题，你学深入之后肯定会发现的。所以千万不要以我的讲课为标准，要以张仲景的《伤寒杂病论》原文为标准。我的讲课只是为了方便大家入门，大家入了门就要把我讲的这些课程通通丢掉，不要把它当个宝舍不得丢。你要是以我的讲课为标准，那你就要被我误导了。所以大家一定要记住，在学医的路上要虚心地向各位老师学习，但是要保留自己的见解，不要被误导。

第五，学医是需要临床经验的。但是，我们不能搞非法行医。那临床经验从哪里来？我们自身就是最好的临床对象。如果你平时体质比较弱，经常感冒，那你学习中医会很快。治感冒其实就包括了张仲景医学所有的辨证方法。你真正会治感冒了，天下一半的病也就会治了。《伤寒杂病论》也叫《伤寒卒病论》，日本大塚敬节认为卒是率领的意思，伤寒卒病论，就是用治伤寒的方法统领一切疾病的治疗。再说直白一些，就是用治感冒的方法统领一切疾病的治疗。而且治自己比治别人，更能积累经验。可以这么说，你治很多个人，可能都不如你治自己一次。因为你治很多人，最终的效果怎么样你不一定知道，人家不一定反馈，反馈也不一定表达准确和完整，药是如何发挥作用的你也不一定清楚。但是你治自己，你会有非常深刻的体验，有效没效你心知肚明。特别是感冒，有表有里，有半表半里，有寒有热，有寒热错杂，有虚有实，有虚实交错。各种感冒都会治了，六经辨证的方法你也就把握了。但是刚开始你最好是有临床中医指点（特别是没医师证的人要在临床医师的指导下用药），尤其是那些比较猛的药，你要小心谨慎。别中医还没学好，把自己的身体搞坏了。我的意思就是大家要重视临床，特别是对自己感冒的治疗，你要高度重视。

第六，在学医的路上，我们要尽量避免各种概念之争。现在很多争论，都是因为概念不一致、表述方式不一样导致的。所以我们不要把重点放在表面概念上，我们要看他的实质内容。包括医案，你不要管他是说湿热还是湿寒，阳虚还是阴虚。因为他的概念可能跟你之前习惯用的概念不一样。也许你把这个叫狗，他可能叫猫，最终你发现你的狗就是他的猫，或者发现你的叫狗，他的也叫狗，但你的狗和他的狗根本不是一回事。所以，医案，关键看他的药方，你看他用什么药方。你看是什么证，再看他用什么方，就知道他的观点和思想了。

好，我目前能想到的主要就是这些。以后要有什么心得，再跟大家一起交流。如果你能坚持把我前面推荐的那五本书看完，我也欢迎大家跟我交流。我在海南省的海口市，海口的朋友，如果看完了前面五本书，想跟我探讨，我们可以一起喝茶探讨，共同学习共同进步，其他地方的朋友，如果有机会恰好来海口，我也非常欢迎，有朋自远方来，一起探讨张仲景医学，也是人生一大乐事。但前提是，你要先把前面五本书看完，这是最基础的。如果这五本书都没看完，或者根本就不愿意看，就别来找我了，也不要给我发微信。这种情况下，我们缺乏一个起码的共同的知识背景，我们交流也交流不出任何意义，既是浪费我的时间，也是浪费你的时间。当然，我相信大家能够坚持把这五本书看完，我也希望在学习张仲景医学的道路上，有更多的同路人，我们互相学习，共同提高。最后祝大家学有所成，一切顺利！下课！

附：第十三讲课后必背要点

1．大黄附子汤方证

① 大黄附子汤方：大黄 15 克（后下），炮附子 30 克（先煮），细辛 10 克。先开盖沸腾炮附子、细辛两个半小时，最后放入大黄沸腾 5～10 分钟（以上为一副的量。一天服用 1～3 副）。

② 大黄附子汤证：胁下偏痛，拒按，少阴太阴寒，脉紧弦。

2．温脾汤方证

① 温脾汤方：大黄 20 克（后下），人参 10 克，炙甘草 10 克，干姜 10 克，炮附子 15 克（先煮）。先沸腾炮附子两个小时，再放入其他药沸腾半小时，最后放入大黄沸腾 5～10 分钟（以上为一副的量。一天服用 1～3 副）。

② 温脾汤证：腹胀，腹痛，拒按，少阴太阴寒，便秘或下利。

3．推荐阅读书籍

① 《刘渡舟伤寒论讲稿》。

② 《胡希恕伤寒论讲座》。

③ 徐大椿《伤寒论类方》。

④ 大塚敬节《临床应用伤寒论解说》。

⑤ 宋本《伤寒论》。

以上书籍按顺序阅读。

第十四讲

识证专题（上）

——识证总论

大家好！已经很长时间没给大家讲课了。前面十三节课，是最基础的课程。如果前面十三节课没有消化吸收，今天的课肯定是听不懂的。所以对前面十三节课吃得不够透的同学，希望再好好复习一下前面的课程，必背要点再好好背一背。今天主讲的内容，是关于识证的一些心得体会。我们都知道，要想拥有较高的临床水平，前提是对知识点熟悉和掌握。如果对知识点都不熟悉，对六经的框架、对六经的主证、对代表方证的具体脉证都不熟悉，是根本谈不上临床的。那么在把知识点掌握了之后，决定我们临床水平的，就是识证能力了。知识点始终是那些知识点，如何把证挖掘出来，排列好，有取有舍，有主有从，厘清主线，厘清辅线，这个就决定了临床水平。所以说，用方不难，难在识证，把证挖掘出来了，排列好了，取舍好了，识别好了，用什么方，那是水到渠成的事情。

那么识证有哪些基本原则呢？

1. 挂钩屏蔽原则

第一个原则是挂钩屏蔽原则。什么叫挂钩屏蔽？当然就是包括挂钩和屏蔽两方面。挂钩，与什么挂钩？与六经辨证挂钩。那么六经辨证包括哪些内容？我认为至少包括三个内容。一是六经的框架，六经的框架是以六经的主证为核心，也就是六个证候群。二是具体的方证。因为六经必须要落实到具体的方证上来，离开了具体的方证，也就不存在共性的六个证候群。三是八纲。八纲，我们知道，就是阴阳、表里、寒热、虚实。八纲当然既不等于六经，也不是具体的方证，为什么我们还把它放入六经辨证的内容中呢？因为八纲对于确定六经、鉴别方证有旁参的作用，如果说六经是经，那么八纲就是纬，对于确定最终方证很有大的价值。所以六经辨证，就是以六经主证为框架、以具体方证为基础、以八纲即阴阳表里寒热虚实为旁参的一种辨证方法。因此，我们说与六经辨证挂钩，就必须与六经主证挂钩、与具体方证挂钩、与八纲挂钩。

挂钩的反面，就是屏蔽。那么哪些东西必须屏蔽？就是与六经主证、与具体方证、与八纲无关的内容，要把它屏蔽掉。比如说，一个外感，它是什么病毒或者细菌引起的，这个病毒或者细菌，把它屏蔽掉，它不属于我们识证的内容。再比如，一个病人找到你，他不说他的具体证状，他就说我阴虚，或者说我阳虚。那么他所说的"阴虚"也好，"阳虚"也罢，这些具体中医色彩的概念，把它屏蔽掉。因为所有的中医概念，都不能脱离证而单独存在。我们需要的是获得关于证的第一手资料，而不是在一堆概念的基础上进行识证、辨证。当然我不是否定这些概念和理论，我只是说你在收集第一手资料的时候，应当把这些概念和理论清空。这是识证的第一个原则，挂钩屏蔽原则，与六经主证挂钩、与具体方证挂钩、与八纲挂钩，反之，与这些无关的，则屏蔽之，不管是西医的指标还是一些具有中医色彩的概念和理论，都不应当纳入证的收集的视野中，以免反被其乱。

2. 由纲到目原则

第二个原则是由纲到目原则。由纲到目，就是我们对证进行挖掘、排列和识别时，一般来说先看六经主证，再看代表方证的主证，然后看其他具体方证的主证，最后看是否有方证不能囊括的其他药证。从树叶看树叶，杂乱无章，从树杆看树枝、再从树枝看树叶，则了了分明。这是由纲到目原则。当然有时候我们可以一步到位，但一般来说，由纲到目更有利于准确地识证用方，也可避免遗漏关键主证。

3. 相互印证原则（也叫孤证不定原则）

第三个原则是相互印证原则，我们也可以把它叫作孤证不定原则。什么叫孤证不定？就是说孤证不足以定案，证与证之间要相互印证，形成"证据"链。比如，单独一个恶寒，可能是太阳，也可能是少阴，甚至可能是阳明，孤证一般来说不具有确定性。只有两个以上的证组合在一起，才能具有确定性，所以"太阳之为病，脉浮，头项强痛而恶寒"，它列了三个证。当然不一定要三个证都齐备，很多情况下两个证也能定案。另外，要注意，孤证不定原则，也有例外，有的时候，你确确实实只能找到一个孤证，找不到别的证了，那没办法，只能立足于孤证来定案。但是，心里要明白两点：第一是不能以此作为我们懒惰的理由，有的时候，其实有很多证，只是我们没有把它挖掘出来。在你看来只有个孤证，换个医生，他也许能发现其实有很多证，只是不够用心，或者知识储备不够，或者诊断经验不足。第二是，确实只有孤证又不得不定案的，我们心里要知道它的准确率肯定不如多证相互印证的准确率高，这个时候我们要做好预备，预备什么呢？就是如果这副药下去，没有效果，我们能不能确保不把它治坏？如果因为不对证会出现一些负面作用，我们能不能把负面作用控制在一定的底线之上？这个是非常重要的，没有谁能保证自己百发百中，但是，一定要保证自己不治出问题来，至少不治出大问题来。对于这一点，医圣张仲景是有过示范的，大家回忆一下《伤寒论》中关于大承气汤的运用，"少与小承气汤，汤入腹中，转矢气者，此有燥屎，乃可攻之；若不转矢气者，此但初头鞕，后必溏，不可攻之"。所以，孤证不得不定案时，一定要注意守住底线。

但是，《伤寒论》中有个条文，似乎与孤证不定原则相冲突，这个条文就是"伤寒中风，有柴胡证，但见一证便是，不必悉具"。对这个条文，我们不能作机械理解，这个条文的价值更多在于告诉我们柴胡证的广泛性、灵活性，但是绝对不是单纯一个证就可以定案的。首先，这个条文，本身就不是张仲景的原文，是后人所加。当然这个后人肯定也是很有水平的，他加进来的这个条文，也是有临床价值的。但是，既然不是张仲景原文，那就不能作为绝对的标准。为什么说它不是张仲景原文？理由有三：一是不符合张仲景的文风。这个就不展开了。二是在康平本《伤寒论》中，这个条文是准原文，而非原文，康平本《伤寒论》是比宋本更早的版本，这个考据，也不展开了。大家可以读大塚敬节的《临床应用伤寒论解说》。第三个理由，与临床不符。柴胡八证中，单独拿一个证出来，很难确定就是柴胡证。比如单独咽干，不独少阳，阳明、太阴都可以咽干，比如心烦，不独少阳，阳明、少阴也可以心烦。喜呕，不独大小柴胡，五苓散、吴茱萸汤也可以有此证。所以，这个条文，不能把它绝对化，绝对化的话，就与临床不符了。它的真正价值在于告诉我们柴胡证的广泛性和灵活性。这是第三个原则，孤证不定原则，也叫相互印证原则。

4. 冲突取舍原则

第四个原则，是冲突取舍原则。什么叫冲突取舍原则？就是在证与证之间存在冲突、存在矛盾的时候，我们要有所取舍。我们常说的舍证从脉、舍脉从证，就是冲突取舍。当然脉也是证的一种，是一种特别重要的证，所以常常把它单独拿出来说，并称脉证，其实都是证。不管是问到的，还是听到的，不管是看到的，还是摸到的，只要与六经主证有关、与具体方证有关、与八纲有关，都是证。那么关键如何取舍？这就要结合第三个原则，相互印证原则，通过对各个证进行排列、组合，看哪些证能相互印证，哪些证与整体不相和谐，这个要具体情况具体分析，这个也是非常考验我们临床能力。这是第四个原则，冲突取舍原则。

5. 并存兼顾原则

第五个原则是并存兼顾原则。什么叫并存兼顾原则？就是证与证之间不存在冲突、不存在矛盾的时候，对各个证要兼顾。这个原则就不用多说了，我们在加减、合方的时候，经常用到并存兼顾原则。

6. 以主统从原则

第六个原则是以主统从原则。以主统从原则，就是证与证之间虽然不存在冲突，但是证与证之间具有因果关系、主证可以覆盖从证，我们就单独处理主证，对从证不再作处理，主证愈则从证亦愈。比如说呕吐，一般来说，生姜、半夏是治呕吐的，小柴胡汤里就有生姜半夏，理中汤的加减法中，呕吐的加生姜。但是一个五苓散证，口渴、小便不利、脉浮、汗出、眩晕，这当然是用五苓散了，但是他还呕吐，需不需要专门加生姜？不需要，就用五苓散原方就可以了，水饮化去，则呕吐自止，没必要专门处理，否则的话，方子可能会越搞越大，效果还不一定有原方好。这是以主统从原则。

　　我们可以看出，并存兼顾原则、冲突取舍原则、以主统从原则，这三个原则是相对应的。在证与证之间不能够并存、存在冲突的时候，我们用的是冲突取舍原则；在证与证之间能够并存、不存在冲突的时候，我们用的是并存兼顾原则；在证与证之间虽然不存在冲突，但是证与证之间具有因果关系、主证可以覆盖从证的时候，我们用的是以主统从原则。

7. 反面排查原则

　　第七个原则，是反面排查原则。什么叫反面排查原则？就是说我们不能光收集正面的信息，而忽视反面的排查。打个比方，一个病人说他恶寒、有汗、身痛，脉也是偏浮的，这个时候，是不是就可以绝对确定是桂枝汤证？还不能，还要做反面排查。如何排查？就是要把六经的主证甚至一些主要方证都要过一遍，就这个病人来说，恶寒、有汗、身痛、脉浮，一般来说，这是太阳证，甚至就是桂枝汤证。但是你慢慢排查下去，你问他是否咽干口苦、是否胸胁苦满，结果他说，有咽干口苦、甚至有胸胁苦满，那这就不是单纯的桂枝汤证了，这是柴胡桂枝汤证，是太阳少阳合病。但是如果你不做排查，病人可能就不会主动说，那么就可能遗漏重要信息。所以一定要主动排查。这是第七个原则，反面排查原则，就是在正面得到了信息之后，还要对六经的主证逐一进行排查。

8. 当下为准原则

第八个原则是当下为准原则。当下为准，就是说要以当下的证为准，而不能受过去的证或所谓的"生病的原因"干扰。很多病人在陈述病证的时候，往往会把过去的证一起陈述，有些医生也不作追问，也不作区分，包括一些医案，也是把当下的证和过去的证混在一块。过去是过去，现在是现在，治病绝对不能刻舟求剑。当然也不能完全否定过去的证的价值，但是标准只能是当下的证，过去的证顶多只能作为参考。一个逃犯，从北京逃到上海，又从上海逃到海南，中间还去了很多地方。我们不需要知道他中间去了多少地方，我们只需要知道他现在在哪里。同样，生病的原因也不必过分地执着，一个歹徒劫持了人质，我们不用去考察这个歹徒为什么会走上犯罪的道路，是家庭原因，还是学校教育原因，还是社会原因，这些对于我们来讲都不重要，我们的任务是抓住或者击毙这个歹徒并把人质解救出来。所以，我们不用管这个病人生病的原因是什么，也不用管他过去有什么证，我们只用抓住他当下的证，就可以了。你要以他生病的原因为标准，而不以当下的证为标准，往往会陷入困惑之中。

我举个例子，当年我妻子怀孕时，某天，她腹泻不止，已连续五六次，仍无停止之势。问她怎么回事，她说吹空调没盖肚子，着凉了。受寒而腹泻，法当用温热的理中汤，兼有表证者加桂枝，无汗脉浮紧的则是用葛根汤。但诊其脉，数而有力，明显是一派热象。再问其大便颜色，答红色，肛门还有烧灼之感。我说，你根本不是吹空调受凉，而应当是这两天辣椒吃多了，不是寒证，而是热证。故处之以黄芩汤：黄芩9克，白芍6克，大枣12克，炙甘草6克，一副。服后即愈。这里你要是去考察她生病的原因，可能就要被误导了，生病的原因可能千千万，但当下的证是确定的，我们要以确定的东西为标准，而不能以不可确定的因素为标准。很多时候，治熟人比较容易治，因为我们对他过去的证和体质比较了解，但有的时候，熟人反而不好治，就是因为医生太执着于他过去的证和体质了。所以我们一定不能先入为主，眼中除了当下的证，不要受其他因素干扰。这是第八个原则，当下为准原则。

我举一个例子，来说明这八个原则是如何进行运用的。这个医案之前在群里发过，可能很多朋友都看到过。我现在拿它来举例。

病人是我的岳母，50岁，体胖。

证：微恶寒，有汗，头蒙沉而略痛，口不苦，咽燥口干，饮水量正常，心不烦，略咳嗽而无痰，胸胁略硬满，腹无不适，今日大便两次均稀烂，小便不黄、通畅、量正常，脉偏沉偏弱。舌质红而无苔、无齿印。

首先是第一个原则的运用，**挂钩屏蔽原则**。大家看，我收集的所有证，都是与六经主证有关、与具体方证有关、与八纲有关的，反之，她自己的一些描述，比如她说"我觉得我是热证"，这些都是无价值的信息，屏蔽之。通过挂钩屏蔽原则，收集第一手资料。

第一手资料收集齐了，我们会发现病人的证，是存在多处矛盾的，舌象是舌质红而无苔、无齿印，脉象是偏沉偏弱，舌象与脉象相矛盾，那到底是热还是寒？病人还有个胸胁略硬满，我们知道，少阳病有个胸胁苦满，那是柴胡八证之一，但太阴病里面也有个"若下之，必胸下结鞕"，苓桂术甘汤有个胸胁支满，理中汤中有个胸痹，《金匮要略》里的原文是"胸痹，心中痞，留气结在胸，胸满，胁下逆抢心，枳实薤白桂枝汤主之，人参汤亦主之"。那么病人这个胸胁略硬满，到底是少阳证还是太阴证？

首先我们看舌象与脉象的冲突，如何取舍？我是直接舍掉舌象。此舌象必须舍掉，不然画蛇添足，反增其惑。张仲景从来没有说过舌红就是热，也没有说过无齿印就等于无水饮。当然我不是否定舌象的参考价值，只是说，在出现重大分歧时，一定要以经典为依据，不可以后世医家的经验为依据。这里就是出现了重大冲突，取脉象，舍弃舌象。这是**冲突取舍原则**的运用。

再来看脉象，偏沉偏弱，一般来说，这是太阴少阴不足之脉，但是单凭脉象，还是有点少，我们说孤证不足以定案，我们还要看看有没有其他证与它相互印证，我们发现，病人有轻微腹泻，那么这两个证组合在一起，就基本可以确定就是太阴是寒的，而且她还恶寒，脉又偏沉，这样相互印证，不仅太阴是寒的，连少阴也是寒的。好了，通过相互印证原则的运用，我们可以确定病人的太阴和少阴是寒的。但是，我们能到此为止就定案吗？显然不能，因为我们还要看有没有寒热错杂，因为病人太阴少阴寒，不等于就不夹杂有热，这个时候，我们就要运用**反面排查原则**了。通过排查，我们发现她口不苦，心不烦，小便也不黄，这样就排除了寒热错杂，没有夹杂热，就是纯寒。但是，我们的排查不能这么简单，还要继续排查，结果发现她胸胁略硬满，而且还咽燥口干，是不是少阳证跳出来了？我们都知道，柴胡八证里就有咽干、胸胁苦满。但如果你认定这是少阳证，那你一定会搞出一个大合方，一个太阴少阴少阳合病的大合方。但是，我们能这样直接就用证与证进行简单相加而进行合方吗？这个胸胁略硬满、咽燥口干是真少阳证，还是假少阳证，需不需要鉴别？需要鉴别。我们看到，病人除了胸胁略硬满、咽燥口干，没有别的少阳证了，比如口苦，比如心烦，等等，都没有。而且她的脉象是偏沉偏弱，少阳证不是这种脉象，这是纯虚寒之脉，而且她已轻微腹泻，也就是说病已入里，而不是半表半里。所以通过鉴别，可以认为，病人的这个胸胁略硬满、咽燥口干不是真正的少阳证。那么不是少阳证，为什么会出现胸胁略硬满、咽燥口干，总得有个解释，这就取决于我们对知识点的熟练和临床的经验了。前面说了，太阴证也可以出现胸胁硬满，这是水饮上冲所致，并非少阳郁结。同样的，咽燥口干，也并非少阳郁结所致，而是水饮作怪。水饮导致咽燥口干是很常见的，严重的还会口渴。这个就不多说了。

我们接着看，这个病人既然太阴纯寒，又大便稀烂，按照挂钩屏蔽原则，与具体方证挂钩，就是理中汤证，脉沉而弱，兼有少阴，加附子。同时还头痛头沉恶寒，兼有太阳，加桂枝。处方用理中汤加附子加桂枝，亦为桂枝人参汤加附子。处方：白参 15 克，白术 15 克，干姜 15 克，炙甘草 15 克，古法炮附子 15 克，桂枝 20 克（后下）。这里太阴、少阴、太阳是并存的，我们又用到了**并存兼顾原则**。至于胸胁略硬满、咽燥口干，只是太阴水饮证的两个从证，这两个从证已经被太阴水饮证覆盖了，不需要单独处理，治好了太阴水饮，胸胁略硬满、咽燥口干自然也会好，这是**以主统从原则**的运用。

那么第八个原则**当下为准原则**在这个医案中有没有运用到呢？当然运用到了。她本身是寒热错杂的体质。我如果以她以往的体质为标准，那用药当然应当寒热并用。但是，从当下的证看，她并无热象，以当下的证为标准，应用纯温之法。所以我们对体质学说不能过于执着，体质学说非常有价值，但是不可以把它作为绝对标准。一个人的病证，尤其是急性病，常常具有多变性，就以少阴病为例，就有可能今天用四逆汤，明天用大承气汤。特别是寒热错杂的体质，更具有多变性，大多数情况下，他是寒热错杂，用药应当寒热并用，但在某些情况下，他会是纯寒，用药应当用纯温法，某些情况下，他会是纯热，用药应当用寒凉。所以为什么用药要中病即止，不可过服，这也是其中一个重要原因。

由纲到目原则也是贯彻始终的，这就不再赘述了。

这个医案服药后的情况如何呢？当天晚上服药，第二天基本好了，不再恶寒、头痛、头沉，口咽不再干，胸胁不再硬满，大便虽然还是没完全成形，但比昨天好多了。唯独服药后出现口腔生疮，这是寒证之人初服温热，寒邪从口腔而去，属于正常的排病反应，不可以误治论。如果是误治，热证反用热药，口咽会更干，胸胁会更硬满，但是病人用热药后口咽反而不干了，胸胁反而不硬满了，大便也好转了，所以不是误治，而是正治。至于口腔生疮，可自行消退，万万不可动摇而改用清润之剂。于是继续服用原方不变，第三天，口疮也好了。

当然，这个医案，大家可能有各自的看法，我的处理也不一定就是最佳方案。举这医案，主要是为了说明这八个原则是如何进行运用的。这八个原则的名称，是我自己取的，不一定严谨和准确，关键不在于名称，关键在于能否把意思表达清楚。如果大家有更好的名称，不妨提出来。而且这八个原则也不一定就全面，也许有遗漏，大家还发现了其他原则，也不妨帮我补充补充。

附：第十四讲课后必背要点

1．六经辨证的定义

六经辨证，就是以六经主证为框架、以具体方证为基础、以八纲即阴阳表里寒热虚实为旁参的一种辨证方法。

2．识证的八大基本原则

① 挂钩屏蔽原则：与六经主证挂钩、与具体方证挂钩、与八纲挂钩，无关的则屏蔽之。

② 由纲到目原则：对证进行挖掘、排列和识别时，一般来说先看六经主证，再看代表方证的主证，然后看其他具体方证的主证，最后看是否有方证不能囊括的其他药证。

③ 相互印证原则：也叫孤证不定原则，即孤证不足以定案，证与证之间要相互印证，形成"证据"链。

④ 冲突取舍原则：在证与证之间存在冲突、存在矛盾

的时候，要有所取舍。

⑤　并存兼顾原则：在证与证之间不存在冲突、不存在矛盾的时候，对各个证要兼顾。

⑥　以主统从原则：证与证之间虽然不存在冲突，但是证与证之间具有因果关系、主证可以覆盖从证，就单独处理主证，对从证不再作处理，主证愈则从证亦愈。

⑦　反面排查原则：不能光收集正面的信息，而忽视反面的排查。

⑧　当下为准原则：要以当下的证为准，而不能受过去的证或所谓的"生病的原因"干扰。

识证专题（下）

——识证分论

大家好，上节课我们讲了识证的八大原则：挂钩屏蔽原则、由纲到目原则、相互印证原则、冲突取舍原则、并存兼顾原则、以主统从原则、反面排查原则、当下为准原则。今天跟大家讲一下我对一些具体证的心得体会，因为证很多，我就不全面展开，只讲个人有体会的点。

1. 恶寒、恶风、往来寒热

第一是恶寒、恶风、往来寒热。恶寒就是怕冷。包括那种很严重的怕冷，比如盖多少被子都冷，也包括一般的怕冷，比如穿正常多的衣服怕冷，再多穿些就不冷了，这也是恶寒。还包括很轻微的怕冷，比如按正常穿衣不冷，但是吹点风就怕冷。这也是恶寒。但是这种你也可以把它叫作恶风，就是怕风。那么恶寒、恶风的概念其实是有点混乱的，有的时候，恶寒与恶风是并列的，有的时候恶寒与恶风是包含关系，恶寒包括了恶风。在太阳病的提纲证里，"太阳之为病，脉浮，头项强痛而恶寒"，这个恶寒就是包括了恶风的。但是在大多数情况下，恶寒与恶风是并列的，恶风比恶寒的程度要轻一些。比如葛根汤，它怕冷的程度一般比麻黄汤要轻，麻黄汤条文用的词汇是"恶寒"，葛根汤条文用的词汇是"恶风"。为什么葛根汤证的恶寒比麻黄汤证要轻？因为葛根汤证开始往阳明走了，虽然还没有进入阳明之腑，但是已经进入阳明之经。阳明，我们知道阳明一般是怕热的。病邪往阳明经走，那恶寒一般会减轻。这就是葛根汤证恶寒比较轻的原因。这是恶寒与恶风。

再看往来寒热，什么叫往来寒热？往来寒热一般有两种，一种是一会怕冷一会怕热，一种是一会发热一会又怕冷，发热的时候不怕冷，不发热的时候怕冷，这两种都叫往来寒热。当然这个往来寒热，不一定是一比一的，有可能是寒多热少，也可能是热多寒少。所以我们在问的时候要多问几句，有的病人寒多热少，他就以为自己是单纯的恶寒，你要问他有没有有时怕冷有时怕热，你不问的话，他可能就只说怕冷了，这样我们的诊断可能就不准确。还要注意，少阳病一般是往来寒热，但也有的是单纯的怕冷，有的是单纯的怕热，特别是在少阳兼有太阳或兼有阳明的时候。怕冷是太阳病最典型的特征，其次是少阴，怕冷作为少阴的主证，它的常见性仅次于太阳。但是，千万不要先入为主，六经均有可能怕冷，包括刚才说的少阳也有可能单纯怕冷，包括太阴，也包括阳明。阳明一样可能出现怕冷。

还要注意，怕冷在太阳、少阴中虽然最为典型，但是少阴也有可能不怕冷，所以不要仅仅因为不怕冷就排除少阴了。太阳也是如此，太阳也有可能不怕冷。太阳出现不怕冷，有很多种情况和原因，第一种是它有进入阳明的趋势，比如葛根汤、桂枝加葛根汤，它怕冷就比较轻，有的甚至感觉不到，还有麻杏石甘汤证，很多就不怕冷，当然也有怕冷怕风的。第二种是由风寒为主转换为以水饮为主，也可以叫湿邪，湿邪为主，它也有可能不怕冷，比如小青龙汤证、射干麻黄汤证、五苓散证，有一些它就不怕冷。第三种是怕冷的报警功能丧失。我们都知道，太阳是抵御外邪的第一道防线，太阴是抵御内邪的第一道防线。那么正常来说，太阳在遇到外邪时，它会报警，这个报警的体现，就是怕冷。怕冷你就会避寒嘛，就会加衣服嘛。但是，有些病人，他的报警功能丧失了，这时他可能就不怕冷了。这种情况在中风（我说的是脑中风的那个中风啊）里面比较常见，病人不怕冷，但他受到的风寒其实已经很重了。所以中风运用续命汤的概率还是比较高的。这是第三种情况，怕冷的报警功能丧失。当然可能还有其他情况，欢迎大家补充，我目前能想到的就是这三种情况。那么，如果不怕冷，怎么确定他是太阳病？这就要运用相互印证原则了，太阳除了怕冷，还有其他证嘛，其他证能相互印证的话，也是可以定案的。

2. 有汗、汗出、无汗

第二我们来看有汗、汗出、无汗。有汗有哪些表现形式？第一种表现形式是汗多，就是老出汗。那么这种有汗，我们把它单独列出，叫汗出。汗出属于有汗的一种，但有的时候为了强调，我们就把汗出单独拿出来。有汗的第二种表现形式就是虽然没有明显的汗，但身上有点潮湿。真正的无汗是干燥的，你摸着很干燥。如果你摸着有点湿润，那也是有汗。有汗的第三种表现形式就是出汗功能正常。什么叫出汗功能正常？正常出汗就是热的时候你会出汗，不热的时候你就不出汗；运动的时候你会出汗，不运动的时候你不出汗；紧张的时候你会出汗，平静的时候你不会出汗。出汗功能正常也属于有汗的范围。出汗功能正常的情况下出了汗，我们说有汗，很好理解。但是，出汗功能正常的情况下没有出汗，为什么也叫有汗？这个不太好理解。因为这种情况没有出汗，并不是它的汗出不来，它能出汗，只是它目前不出汗，没有谁禁止它出汗。所以这种情况依然属于有汗的范围。那么这就需要我们鉴别了。身上出了汗或者湿润的很好鉴别，如果这个时候它恰好没出汗，你要鉴别它是有汗还是无汗，就有难度了。那么怎么鉴别？鉴别的方法有四个：一是你问问他是不是隔了比较长的时间没有出汗，他要说一直没汗，那可能就是无汗了。他要说刚刚还出了汗，只是现在没汗，那可能就是有汗。第二，你问问他刚才运动了没有，运动的时候有没有出汗。如果运动的时候都不出汗，那可能就是无汗了。第三，你要注意他是不是一直待在空调房里，关掉空调看看身上会不会湿润，还有就是天气冷他也可能没有汗，可能多穿点衣服就湿润了。最准确也最便捷的是第四种方法，就是你摸他的脉，看他是脉浮紧还是脉浮缓或脉浮弱。如果是脉浮紧，那可能就是麻黄汤，或者葛根汤或者其他麻黄类方了。如果脉浮缓或脉浮弱，虽然你现在没有看到他出汗，也可能是桂枝汤证。

　　但是要注意哦，有汗不是桂枝汤证的专利，太阳病的其他方证以及少阳病、阳明病、太阴病、少阴病、厥阴病都可能出现有汗。有汗也不是桂枝汤证独有的，麻黄类方证也可能出现有汗，比如麻杏石甘汤证、射干麻黄汤证、厚朴麻黄汤证、麻黄附子细辛汤证等等。麻黄的作用，一是发表寒，二是发水气。在太阳病中，同样是有汗，没水气的用桂枝，有水气的用麻黄。但是如果有汗，尽量不要用麻黄加桂枝的组合，你就用麻黄，不用桂枝。因为麻黄和桂枝碰到一块用，它的发表力量就太强了，有可能发之太过。所以有的方合子不能乱合，一合就改变性质了。就像氢气和氧气合在一起就变成了水，就不再是氢气和氧气了。比如一个病人有汗恶风而喘，可能是桂枝汤加厚朴杏子证，也有可能是麻杏石甘汤证。这两个方都是有汗而喘（当然恶风与否则为或然项）。但有人偏偏为了保险，把两个方合上。一合上，就既不是桂枝汤加厚朴杏子，也不是麻杏石甘汤了，而是变成了大青龙汤加白芍、厚朴，其适用证完全不同，大青龙汤只能用于无汗，但这个病人是有汗。本来你有 50% 的正确率，以为两个方子合在一起，乘以二，是 100% 的正确率，但结果合在一起，正确率变成了 0%，甚至可能是百分之负一百，因为你不仅没效，可能还有害。这是有汗、汗出与无汗的识别。

3. 头痛、偏头痛

第三我们来看头痛，头痛也是六经都可能头痛，千万不要认为只有太阳才有。这里要强调的就是偏头痛。偏头痛，它走的是少阳的经络，但是不等于它就是少阳证。太阳、太阴、少阴、厥阴包括阳明，都可能出现偏头痛。我发现有些医生，一看到只要病痛位于少阳的经络，比如太阳穴，比如耳朵，比如头的侧面，他就认为这是少阳证，或者认为兼有少阳证，于是他就把柴胡汤合进来。这就是过度的使用合方，或者过度的加味。是否兼有少阳证，不能单纯以经络为标准，当然我不是否定经络辨证的价值，我只是说辨证应以六经主证和方证为标准，经络只能作为参考，不能作为标准。如果过度的使用合方或者过度的加味，虽然有的时候不会影响疗效，但更多时候会影响疗效。如果正好没有影响疗效，就容易使我们认假为真，认为合方是对的，于是在此后的辨证中，就会把这些"干扰证"，依据所谓的"经验"把它们当成"主证"。这就会成为我们医术进步的一个重大障碍。这是头痛。

4. 咽干、咽痛、咽痒

第四我们来看咽干、咽痛、咽痒。这三种证，我主要是强调，不要看到咽干、咽痛、咽痒，就认为是热。热的情况确实很多，一感冒就咽干咽痛，确实有不少是大青龙汤证，或者麻杏石甘汤证，或者葛根汤证，等等，这些都常见。但是，还要注意一种情况，就是太阳少阴合病。有的感冒，只是感觉咽干、咽痛，别的证状都没有，包括怕冷、鼻涕都没有，但是它有可能是麻黄附子细辛汤或者麻黄附子甘草汤证。是不是觉得很难理解？深圳有位叫朱云奎的民间中医，朱云奎老师他特别擅长运用麻黄附子细辛汤和小青龙汤加附子，他对一些病人出现上述证状，就是刚感冒，其他证状都没有，只是感觉咽干、咽痛，他就用麻黄附子细辛汤或小青龙汤加附子，当然不是所有病人都这样用，也有用寒凉的。结果他的效果非常好。我当年看到他这样用，我没法想象啊，但疗效摆在那里，所以后来我对一些病人，也这么用，结果见效很快、效果很好。当然，我们也不能滥用，一看到感冒咽干咽痛就用麻黄附子细辛汤、麻黄附子甘草汤，前提是没有热象，并且脉是沉的。所以，我们不能以想象取代临床，我们进入临床必须排除一切先入为主的观念。这里顺便说下麦门冬汤，麦门冬汤证它是咽干痒而咳，注意它是没有表证的，有表证哪怕干痒而咳，也不要用麦门冬汤，同时它是基本没有水饮或者有水饮也是极其轻的，如果水饮比较重，比如流鼻涕、痰多，哪怕干痒而咳，也不要用麦门冬汤。而且不要用合方，不要认为咽干痒而咳，又有表证或者水饮证，就用麦门冬汤合上解表的方或者化水饮的方，我试过多次，效果不好。只有那种特别单纯的咽干痒而咳，你就单纯用麦门冬汤，不要合方，见效非常快。这是咽干、咽痛、咽痒。

5. 口渴

第五是口渴。要注意，不要看到口渴就认为是热，很多口渴是水饮作怪，太阴证、少阴证也有不少口渴。当然有些医者把口渴作了区分，认为严重的口渴属阳明，太阴、少阴的口渴不会太严重。这种区分当然有意义，但也不应绝对化，太阴少阴的口渴一样有很严重的，就是你不停地喝水，仍然不解渴。五苓散证就不用说了，小青龙汤证也有口渴的，理中汤证也有口渴的，还有个别的口渴很严重。另外，我还要点一下，《伤寒论》中有个条文，"自利不渴属太阴"，这个条文不是张仲景的原文，在康平本《伤寒论》中它只是准原文，而非原文，是后人所加。这就不多说了，这是口渴。

6. 口苦

第六是口苦。口苦是少阳证中具有标志性的主证。如果说柴胡八证中的其他七证，都具有或然性，都有可能为其他证所共有，那么口苦基本就是少阳证独有的了。但是，一定要区分清真口苦与假口苦。假口苦有三种：第一种是只是晨起之后、刷牙之前口苦，刷牙之后就不口苦了，那么这个口苦是假口苦，不以口苦论。只有刷牙之后仍然口苦，才是真口苦。第二种假口苦是喝药之后口苦，这其实是药的味道停留在嘴巴，这也不是真口苦。第三种假口苦是呕吐之后口苦，这是因为呕吐物的原因所致，也不是真口苦。我记得好多年前，我妈眩晕、呕吐，我问她口苦不口苦，她说口苦，又口苦又眩晕又呕吐，那当然就是用小柴胡汤了，结果喝一次吐一次。于是我反省，这是呕吐之后的口苦，是假口苦，她还有心下逆满、气上冲胸之证，这是苓桂术甘汤证啊，于是给她用苓桂术甘汤加泽泻、生姜，其实就是茯苓泽泻汤，这下就对证了，喝了一副眩晕大减，二副就没再眩晕了。从那以后，我运用苓桂剂治眩晕、呕吐就越来越熟练了。这是口苦。

7. 眩晕、晕沉

第七是眩晕。眩晕一般来说有两种：第一种是少阳郁结导致的眩晕，这种用柴胡剂；第二种是水饮导致的眩晕，这种就要化水饮，而这种水饮眩晕又可分为三种。一种是水气上冲的，也就是水饮兼桂枝证的，用苓桂剂，比如五苓散、苓桂术甘汤、茯苓甘草汤、茯苓泽泻汤。另一种是水气不上冲，但有拘急的，也就是水饮兼芍药证的，这种用苓芍剂，比如真武汤、当归芍药散。第三种既没有上冲证，也没有拘急证，换言之，即没有桂枝证，也没有芍药证，这种用泽泻汤。这是眩晕的分类。但是要注意一个鉴别，就是要与晕沉相区别。眩晕，是天旋地转的，而晕沉，它不会转，它只是头感到沉重。但是很多病人会把晕沉也理解为眩晕。你问他眩晕不眩晕，他说眩晕。其实他根本不眩晕，他只是晕沉。所以我们在问诊的时候，一定要追问，当他说眩晕的时候，你一定要接着问是天旋地转那种眩晕，还是只是头晕沉，是否站得稳、平衡感有没有受影响。你不追问的话，可能就被他误导了。

8. 胸胁苦满

第八是胸胁苦满。胸胁苦满是少阳的一个主证，但是要注意，太阴水饮也可能出现胸胁苦满。这个前面说过了，就不多说了。

9. 烦躁

第九是烦躁。烦躁有各种区分，有的说什么什么为烦，什么什么为躁，我觉得这些区分是很模糊的。主要是要注意两点：第一是，烦躁一般是热，但是也有寒的，不要看到烦躁就认为一定是热。第二是，要区分病理性烦躁和事务性烦躁。如果遇到事才烦躁，没有事的时候不烦躁，这是事务性烦躁，属于假烦躁，不是真正的烦躁。所以在问诊的时候，一定要问清楚病人，你的烦躁是没事都觉得烦躁，还是来事了才烦躁。所以问诊看起来简单，其实并不简单，你问诊的方法不对，就有可能被病人带到坑里去了。这是烦躁。

10. 呕吐

第十是呕吐。呕吐也是少阳的主证，但要注意，六经都可能呕吐。太阳之葛根汤，少阳之大小柴胡汤，阳明之大黄甘草汤，太阴之理中汤、干姜人参半夏丸，少阴之四逆汤，厥阴之吴茱萸汤，都是在呕吐方面比较典型的方剂，当然不止这些方。呕吐之人的寒热比例也各不一样，纯寒可以呕吐，比如理中汤、四逆汤。纯热也可以呕吐，比如黄连阿胶汤。寒热错杂也可能呕吐，比如生姜泻心汤、干姜黄连黄芩人参汤。气机郁结可以呕吐，比如小柴胡汤。水饮上冲也可以呕吐，比如五苓散。如何鉴别？这就需要运用由纲到目原则和相互印证原则。

11. 发热

第十一是发热。关于发热我想指出四个误区：

第一个误区就是把发热单纯理解为体温高。事实上发热不能局限于体温的升高。发热有三种，一种是体温高，第二种是体温正常，但是摸着觉得烫，第三种是体温正常、摸着也不烫，但他自己觉得发烫、发热。这三种都属于发热的范畴。

第二个误区就是把呕而发热理解绝对化。《伤寒论》有个条文："呕而发热者，小柴胡汤主之"。注意不要把这个条文绝对化了。事实上，呕而发热者，其他证的也很多，比如理中汤证、葛根汤证就比较常见，还有五苓散证，以及阳明证、少阴证都可能出现呕而发热。我发现有的医生，一看呕而发热，就什么不再问了，直接上小柴胡。这就可能出现误诊。

第三个误区就是把体温的度数与六经挂钩、与方证挂钩。比如认为低烧就是少阳、太阳，高烧就是阳明，更有的具体到了多少度，比如39度或者40度，超过了40度就是阳明。这些都是错误的观念，不能把壮热理解为体温多少度。事实上，太阳病也常有高烧的。我女儿两三岁的时候，她几次发烧就烧到了40度，但综合全证，就是典型的太阳证，而且有两次还是小青龙汤证。所以不要把体温的度数作为一个辨证的标准，相反应当把它屏蔽掉。

第四个误区，就是把发热作为辨别阴阳的标准。《伤寒论》中有个条文："病有发热恶寒者，发于阳也；无热恶寒者，发于阴也。"这里阳是什么意思，阴是什么意思，争议非常大。有的医家认为阳是指太阳，阴是指少阴，有的医家认为阳是指三阳，包括太阳少阳阳明，阴是指三阴，包括太阴少阴厥阴。还有的医家把这个条文作为辨阴阳的总纲，就是说在辨六经之前，先辨阴阳。这个观点，我不太赞同。首先，这个条文并不是张仲景的原文，它的文风与张仲景的文风不符，后面"发于阳七日愈，发于阴六日愈，以阳数七、阴数六故也"就更不符合张仲景的文风了，而且在康平本《伤寒论》中这个条文也只是追文，不是原文，也就是说，这个条文是后人所加。其次，它也与临床不符。事实上，发热恶寒者，却是太阴病、少阴病的，并不少见，同样，无热恶寒，却是太阳病的，也不少见。所以我们不能把发热作为它是阳病还是阴病的标准。当然这个条文还是有价值的，后人敢把它写进去，他的水平肯定不会差，至少比我们是高多了。但是，它真正的价值是在于告诉我们，发热在一定程度上反映了人体的正气。一般来说，能烧起来，正气还是比较可以的，所以说发于阳；烧不起来，正气往往比较弱，所以说阴证比较常见。所以，这个条文，尽管不是张仲景原文，但仍然可以把它作为一个参考，而且它是有临床价值的，在临床中也是常有这种表现的。但是，不能把它作为标准，只能作为参考。所以还是要看全面地看他的主证，充分运用由纲到目原则和相互印证原则。这是发热。

12. 腹部拒按

第十二，腹部拒按。拒按首先要注意我们按的手法。你不要用太大的力去按，你要是用太大力去按，不痛都会被你按痛的，结果病人本来是不拒按的，但因为你的手法不对，变成了拒按。还有就是按的时候要平躺。站着或坐着按，腹肌不能放松，不痛都有可能按痛。按的手法一般是由轻到重。同时要注意，拒按一般是里实，其中以热为主的，有承气汤证、大柴胡汤证；以寒为主的，有温脾汤证、大黄附子汤证；寒热错杂的，有大柴胡汤加干姜证等。这些都是里实。拒按一般是里实，但是也有里虚，里虚的有大建中汤证，它拒按是非常严重的，手不可近，还有薏苡附子败酱散证，也可能出现拒按。所以我们千万不要一看到拒按，马上就认为是里实，要知道有例外的情况。这是腹部拒按。

13. 腹胀、胀气

第十三，腹胀。腹胀我只讲一点，就是有的时候，你问病人是否腹胀，他会说腹胀。但他说的腹胀，跟我们理解的腹胀可能不一样，有些病人会把胀气说成腹胀，就是肚子里有气，或者有水响声，他说这是胀气，然后他以为胀气就是腹胀。我就碰到过这样的病人，是陕西的。问他腹不腹胀，他说腹胀，结果再追问，其实只是肚子里有气，根本不撑不胀。所以我们问诊一定要多问几句，以免被病人带到坑里去。这是腹胀。

14. 心下痛

第十四，心下痛。心下痛，就是心窝剑突下面一寸，你用手轻轻按，它会痛。这里也要注意，不要太用力按，用一半力按就行，太用力按的话，正常人都可能会痛的。同样，心下痛，有可能是实证，比如大柴胡汤证，也有可能是虚证，比如小陷胸汤证。这是心下痛。

15. 心下痞

第十五，心下痞。心下痞，就是心窝剑突下面一寸，感到堵、不通或者胀，但是用手按，它不痛。痛的话就不是心下痞，而是心下痛。那么心下痞，它是泻心汤类的一个主证。但是要注意，除了泻心汤证，五苓散证也可以出现心下痞，理中汤证也可以出现心下痞，厚朴生姜半夏甘草人参汤证，也可以出现心下痞，还有小柴胡证也可能心下痞，当然小柴胡证出现心下痞的你可以加上厚朴枳实。总之，不要一看到心下痞，就认为是泻心汤证。

16. 咳嗽

第十五，咳嗽。咳嗽这个证，一定要跟其他证结合起来，单独一个咳嗽是没法定案的，这就是所谓相互印证原则。六经均可能咳嗽，我随便列举一下：

太阳咳嗽有：小青龙汤证（这是外寒内饮），大青龙汤证（这是外寒内热），麻杏石甘汤证（这是内热重外寒轻），桂枝汤加厚朴杏仁证（这是太阳中风而咳），麻黄汤证（这是风寒闭表而咳），麻黄桂枝各半汤证（这是界于麻黄汤与桂枝汤之间的咳），麻黄厚朴汤证（这是内见寒热错杂，外见脉浮有表证），射干麻黄汤证（这是小青龙汤证而表证轻者或有汗），葛根汤证（这是葛根汤证而咳嗽，往往是无痰、咽喉发痒而咳），等等。

少阳咳嗽有：小柴胡汤加干姜五味子证（这是小柴胡证而内有寒饮），小柴胡汤加麦冬石膏证（这是小柴胡证兼内热伤阴），柴胡桂枝汤加干姜五味证（这是小柴胡证兼太阳表证且内有寒饮），大柴胡汤证也有咳嗽，一般无痰或少痰难咯，若咳嗽有痰易咯而见大柴胡证者，是寒热错杂，用大柴胡汤加干姜五味子。

阳明咳嗽比较典型的是麦门冬汤证。白虎汤证很少见到咳嗽。但如果咳嗽者兼大渴大烦大汗，就是白虎汤证，可以直接用白虎汤。至于承气汤证见咳嗽的，更少见。如果有，咳嗽也只是兼证，不必治咳，通便即可，用承气汤泻之则咳嗽自止。

太阴咳嗽有：苓桂术甘汤证、苓桂五味甘草汤证，证见水气上冲、眩晕。还有苓甘五味姜辛汤证、理中汤证等等。太阳寒饮长时间不治，就容易转为太阴咳嗽，证见腹泻或便溏，这种就不能再用麻黄桂枝发表，更不可清凉，温太阴补中气即可。

还有少阴咳嗽：发热脉沉的，用麻黄附子细辛汤加干姜半夏五味子，不发热的用麻黄附子甘草汤加干姜半夏细辛五味子。腹泻的用四逆汤，这种少阴腹泻的切不可再用麻黄发表。若有表证需要发表，正气还可以支持的用白通汤，用葱白微微发表。如果正气不可支撑，则不能再用任何发表药，而应当一心治里用四逆汤。特别是久病或气血衰弱的病人，他要是突然大咳不止，汗出气喘，这是阳气急脱之证，非常危险，应当急煎四逆汤以救命。如果以普通咳嗽治之，或用发表，或用清热，则基本就没命了。

17. 痰

第十七，痰。痰要注意看它的稠稀程度和颜色。又白又稀的往往有太阴水饮，比如小青龙汤证、小青龙加石膏证、厚朴麻黄汤证、桂枝人参汤证、麻黄附子甘草汤加干姜、半夏、细辛、五味子证等等。但是要注意，痰黄、痰稠，不一定是热。痰黄、痰稠的，有的确实有热，但不能绝对化。有的痰黄、痰稠，它仍然是寒，要综合其他证一起定案，充分运用相互印证原则。还有的痰黄，它是正邪相争、

郁久而黄，虽然有点郁热，但不是大热，这种稍微清下热就
行了，比如射干麻黄汤证，往往会有偏黄的浓痰，但也有偏
白的。那么射干麻黄汤证的黄痰，就是郁久生热，但这个热
很轻，太阴仍然是以寒为主，它属于太阳太阴阳明合病。这
种在温太阴的前提下，用射干稍微清下热就行了。你要是看
到黄痰，就认为是纯热，然后用一派寒凉之药，就要伤害脾
胃了。痰易咯还是难咯，有较大的参考价值。一般来说，痰
易咯是有寒或夹寒，痰难咯是有热或夹热。但也不可绝对而
论，如半夏厚朴汤证就是个反例。半夏厚朴汤证常常痰难
咯，但它是个寒证。这是痰。

18. 鼻涕

第十八，鼻涕。鼻涕一般来说，急性的鼻涕往往有表
证，慢性的另当别论。鼻涕如果跟水一样，又清又稀，这种
在小青龙汤证、麻黄附子甘草汤加干姜、半夏、细辛、五味
子证中比较常见，当然其他麻黄方证也可能出现稀鼻涕如水
的情况，比如大青龙汤证，越婢汤证，越婢加术汤证。那么
鼻涕又黄又稠意味着什么？千万不要仅仅因为鼻涕黄就认为
是热。热证中可以出现鼻涕黄，这个很常见，但是不能绝对
化，有些鼻涕黄是病快好了，它就由白转黄，但是它并没有
热。这个时候，不应当去清热。这是鼻涕。

19. 眼泪

第十九，眼泪。眼泪，我就想纠正一点，我看到有的医
生一看到眼睛里有泪迹，就认为是少阳证，理由就是肝开窍
于目，胆与肝相表里，少阳是胆经，所以眼睛的问题都是少
阳证。这是过于绝对化了。如果确实有柴胡八证中的一部
分，能相互印证，那没问题，那就是少阳证，或者兼有少阳

证。但如果没有柴胡主证，就不能直接认为是少阳证，也不能轻易合上小柴胡汤。事实上，在外感中，小青龙汤证、麻黄附子甘草汤加干姜、半夏、细辛、五味子证也常出现眼睛里有泪迹，这属于水气，跟鼻涕如水龙头、痰稀如水是一样的原理。总之，要综合全证看待。

20. 小便

第二十，小便。小便的意义是非常重要的，特别是通畅还是不通畅，小便多还是小便少。很多方证都涉及小便不利，比如五苓散证、猪苓汤证、柴胡桂枝干姜汤证、八味丸证等等。那么小便不利有多种表现形式：第一种是小便不通畅；第二种是小便少；第三种是小便频。小便频为什么也属于小便不利？因为这种小便频，是由于小便排泄功能有问题，它不能一次排干净，所以一会排一下，一会排一下，这种也属于小便不利。在临床中，我们也经常遇到这种情况，结果一用利小便的方法，小便就不频了。还有关于小便的颜色，小便清长，一点都不黄，一般是表示寒。但是小便黄，它不一定就是热。小便黄，在热证中确实比较多见，但是不能绝对化，有不少小便黄，他仍然是寒证，甚至是纯寒。我在临床也遇到过，小便黄的，却是一派寒凉之象，然后给他用几副温热之药，小便反而变得不黄了。这是小便。

21. 大便

第二十一，大便。大便从软硬程度来说，可以分为大便硬、大便成形、大便不成形（便溏）、腹泻。那么大便不成形（便溏），本质属于轻微的腹泻，我在临床上也是按轻微的腹泻来处理的。当然关于腹泻，六经均可能腹泻。从寒热上说，有热性腹泻，有寒性腹泻，有寒热错杂之腹泻；从虚实来说，里虚的可以腹泻，里实的一样可以腹泻。同样的，大便硬、便秘，从寒热上说，也是有热性的便秘，有寒性的便秘，有寒热错杂的便秘；从虚实上来说，里实可以便秘，里虚也可以便秘。所以千万不要先入为主，一见便秘就用大黄。还有大便黏马桶，一般来说是大肠有热，而且比较湿。但是也不能绝对化，寒证一样可能出现大便黏马桶。而且就算有热，也不一定是纯热，也有可能是寒热错杂，比如甘草泻心汤证之类。这个就不多说了，总之要综合全证，相互印证。

22. 喜饮冷喜饮热

第二十二，喜饮冷喜饮热。一般来说，喜饮冷，那是阳明有热，喜饮热是太阴少阴寒。这是非常有临床价值的，是我们辨别里热还是里寒的一个重要指标，特别是喝点凉的就肚子痛或者腹泻或者大便不成形的，基本就可以确定脾胃寒。但是，也不能绝对化，因为有的人喜欢喝热的，可能只是他的习惯，他认为喝热的更好，但他可能是阳明热。有的人喝冷的没有不适，只是他的脾胃不报警了，但其实他的脾胃非常寒。我们说太阴是人体防御内邪的第一道防线，一般来说，喝了过于寒凉的东西，超出了人体的承受范围，我们会肚子不舒服，这是人体在报警，告诉我们不能再喝了。但有的人，他的太阴报警功能失灵了，喝凉的没有任何不适，不出问题则矣，一出问题，就是心脏衰竭，不少心梗就是这样来的。所以说，太阳防线失灵的人，不一定容易感冒，但一感冒就有可能是脑中风，太阴防线失灵的人，吃凉的好像没事，但一出事有可能就是心梗。另外，这个寒热也不是截然两分的，就是说，尽管喜饮温、一喝凉的就不舒服，也只是说脾胃寒，但不排除夹杂有热，有可能是寒热错杂，不一定是纯寒。总之喜饮冷喜饮热，饮冷是否不适，对于判断里热还是里寒非常有价值，但是不能绝对化。

23. 有神无神

第二十三，有神无神。有神无神也是判断寒热的重要指标，但是也不能绝对化。一般来说，有神就是有余，有余就是热。无神就是不足，不足就是寒。但是，不能绝对化。有的时候，壮热之后，也会变得无神；无神之人，虽然有寒，但也可能夹杂有热。这是有神无神。

24. 脉

第二十四，脉。脉要细讲就三天都讲不完。我只是想说明一下，就是脉具有多样性。大多数情况下，不能单独光把下脉就下定论，这也是孤证不定原则的要求。比如说，浮脉，一般是主表，但是它也主虚，它还主热。再比如说，数脉，一般主热，但它也可以主虚，还可以主正邪相争。《伤寒论》中就有脉浮数用麻黄汤、用桂枝汤的条文。再比如说，脉大，一般主热，但是也主虚。金匮就有说"脉大为劳"。当然有人说，虚证的脉大，是不经按的。其实未必。有些虚劳的人，他的脉大，按下去仍然是很有力的，这种在高血压患者中特别常见，脉又痉又硬又大，但他有可能不是热，他有可能是虚劳。再比如说，脉沉，一般是主寒，少阴常见脉沉，但是它也主里实，承气汤证也常常是脉沉，脉沉还主水饮，越婢加术汤证就是沉脉，不是只有麻黄附子细辛汤证才是沉脉。另外，还要注意一点，伤寒金匮里关于脉可以发现一个规律：就是凡是在原文中强调了脉象的，该证的脉象一般具有特定性；凡是在原文中没有明确强调脉象的，该证的脉象往往具有多样性。比如太阳病，脉浮，是特意强调的。但是少阳病，就没有特意说"脉弦"，因为少阳病的脉象具有多样性。再比如说，附子汤，原文强调了脉沉，这就很特定了，一般来说必须脉沉才可能用附子汤。但真武汤，没有说脉象，所以真武汤的脉象有多样性，不沉也有适用的可能。再比如，厚朴麻黄汤证，原文中就强调了脉浮，这个脉浮也就是显著的主证。但射干麻黄汤证，原文就没有说脉象，所以射干麻黄汤证的脉象也有多样性，不一定是浮脉。我就给偏沉的人用过，效果也依然很好（前提是对证）。当然，这也不能绝对化，总而言之，还是要综合全证，相互印证。

25. 舌

第二十五，舌。舌象是有临床意义的，《伤寒论》中也出现了个别的关于舌象的条文，但是不多。但现在一些人在舌诊方面，有点过于执着了。舌象，它具有多样性和或然性。舌苔黄，不一定就是热；舌苔白，也不一定就是寒；有水饮，不一定就会出现齿印；同样是黑舌苔，有可能是极寒，也有可能是极热。所以舌象只能作为参考，而不能作为绝对的标准，更不能作为单独的标准。这是舌象。

还有很多证，都没有讲到。其实这些证都在我们的六经主证和具体方证中。前提是对六经主证和具体方证要熟，如果不熟，是永远谈不上识证的。对六经主证和具体方证熟练了，再加以实践，识证的水平自然就会提高。

以上是我关于识证的一些心得体会，讲得不一定对，不正确之处，还请批评指正，有所遗漏之处，也欢迎大家补充。